영화관에 간 의사

일러두기

- 이 책은 책『』, 논문「」, 신문, 잡지, 보고서, 영화, 그림, 노래 〈〉로 표기했습니다. 본문 속 영화 포스터는 대표 이미지를 사용했고, 한국에 개봉하지 않은 영화는 해외 것으로 넣었습니다.
- 영화의 결말이 포함된 부분이 있습니다.

영화관에서 찾은 의학의 색다른 발견

영화관에 간 의사

유수연 지음

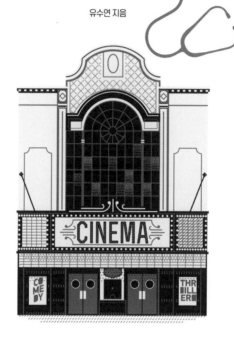

진료실 밖에서 만난 21편의 영화 속 의학 이야기

영화관에 간 의사의 이야기

제가 '의사'라는 직업으로 일하게 된 지 어느새 20년이 다 되어갑니다. 의대에 입학해 공부할 때만 해도 '내가 과연 의사가 되긴 되는 걸까?'라고 생각하곤 했는데, 어느새 의사가 되고 신경과 전문의가 되었습니다. 이제는 의대 교수가 되어 의대생들을 가르치고 있죠.

순식간에 지나가버린 세월이 신기하기도 하고 흥미롭기도 합니다. 20년이라는 시간이 생각보다 길게 느껴지지 않는 가장 큰 이유는, 항상 바쁜 '의사의 삶' 때문인 듯합니다. 의사로 살다 보면 많은 환자와 가족을 만납니다. 그 사람들의 생로병사를 지켜보면 같은 시간 동안 다른 사람보다 몇 배가 넘는 인생을 살아가는 듯한 착각에 빠집니다.

이렇게 살다 보면 여가 시간이 소중해지고, 무엇을 할지 고민스러워집니다. 침대와 하나가 되어 숙면을 취할 수도 있고, 병원을 벗어나 훌쩍 떠나 스트레스를 해소할 수도 있죠. 제 주위의 많은 의사 동료들도 나름의 방법으로 여가 시간을 보내고, 그 시간 동안 다시 환자를 치료할 힘을 재충전하고 돌아오기도 합니다.

저도 숙면과 여행, 여러 여가 활동을 즐깁니다. 하지만 가장 자주 즐기는 여가 활동은 단연 '영화 감상'입니다. 영화를 보면 2~3시간 이라는, 그다지 길지 않은 시간 동안 새로운 세상을 접할 수 있죠. 또 영화는 현실이 아니라는 안도감을 줍니다. 마음의 휴식처로서 역할을 톡톡히 하죠.

사람들을 진단하고 치료하는 일이 업무인 제 직업 특성상, 영화를 볼 때 직업병이 발동합니다. 영화 속에 특정한 질환을 앓는 환자나 질병에 대한 언급이 나오면 저도 모르게 그 부분에 집중합니다. 영화 속에 등장하는 장면이나 상황을 보고 의학 지식과 엮어서 상상의 나래를 펴기도 합니다. 그러다 보면 영화를 좀 더 확장해서

감상하게 되죠. 조금은 새로운 해석을 도출해내거나 독특한 여운
을 즐기기도 합니다.

　의사로서 영화를 보는 저만의 독특한 관점은 비전공자가 보기에
생각보다 흥미로울 것입니다. 이 책으로 독자들과 영화를 의학적
으로 감상하고 해석하는 즐거움을 함께 나누고자 합니다.
　공감할 수도 있고, 그렇지 않을 수도 있습니다. 하지만 퇴근 후
에 영화관을 방문한 '의사'라는 직업을 가진 한 평범한 직장인의
휴식기이기도 하니, 편안하게 즐기기를 바랍니다.

유수연

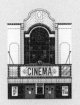

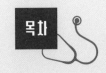

목차

2장. 그들은 왜 그렇게 아파했을까

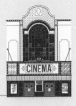

3장. 영화 속 질병 이야기

4장. 더 나은 미래를 꿈꾸며

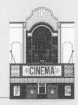

1장

죽음과 생이
공존하는 곳

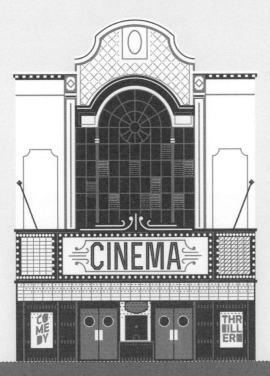

병원이 자주 공포영화의
무대가 되는 이유
〈곤지암〉

공포영화에서 중요한 요소 중에 하나는 '공포를 자아내는 장소'입니다. 다양한 공포영화를 보면, 집이나 자신의 방, 일터처럼 아주 익숙한 곳이 소스라치게 무서운 곳으로 급변하는 경우를 봅니다.

반면에 굉장히 낯설고 이상한 장소가 배경이 되기도 합니다. 연쇄살인범이 사는 집에 우연히 들어가게 된다든지 하는 식으로 말이지요.

그러나 익숙하면서도 이상하리 만치 섬뜩한 장소도 존재하는데, 그중 하나가 바로 '병원'입니다.

병원은 우리가 아플 때마다 찾아가는 곳인데 도대체 왜 으스스한 공포물의 배경으로 많이 활용될까요? 궁금하지 않으신가요? 그 의문을 풀기 위해 병원을 배경으로 한 영화로 이야기를 시작하고자 합니다.

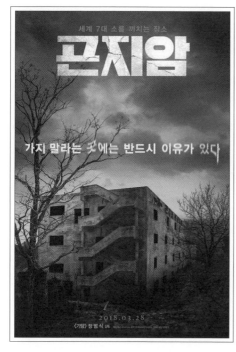

세계 7대 소름 끼치는 장소

곤지암

가지 말라는 곳에는 반드시 이유가 있다

2018.03.28

(기담) 정범식 감독

곤지암

GONJIAM: Haunted Asylum, 2018

정범식 연출, 위하준 외 출연

병원이라는 장소가 주는 공포스러움

　2018년에 개봉하여 상당히 흥행한 영화 〈곤지암〉입니다. 제목에서 알 수 있듯이 한국에서 만들었으며, 불미스러운 사건으로 갑자기 폐업하고 버려진 '곤지암 정신병원'을 배경으로 합니다. 실제로 존재했던 곤지암 남양정신병원을 모티프로 했다고는 하나, 이 병원은 그냥 정상적으로 폐업한 병원이며 현재 건물은 철거되었다고 합니다.

영화의 시놉시스를 보면 이렇습니다.

"1979년 환자 42명의 집단 자살과 병원장의 실종 이후, 섬뜩한 괴담으로 둘러싸인 곤지암 정신병원으로 공포 체험을 떠난 7명의 멤버들. 원장실, 집단치료실, 실험실, 열리지 않는 402호. 괴담의 실체를 담아내기 위해 병원 내부를 촬영하기 시작하던 멤버들에게 상상도 못한 기이하고 공포 가득한 일이 실제로 벌어지기 시작하는데…."

포스터에 나왔듯 '가지 말라는 곳'에 굳이 갔다가 험한 일을 당하는 전개가 주요 내용이라고 볼 수 있습니다.

사실 평범한 사람들이라면 굳이 위험할 수도 있고 소문도 안 좋은 폐건물에 들어가 볼 리 없겠죠. 그러나 영화 속 주인공들은 유튜브 조회 수로 돈을 벌겠다거나 공포 체험을 해보겠다는, 지극히 현실적이고 말초적인 이유로 폐병원 건물 안으로 들어갑니다.

영화는 주인공들이 들고 들어간 카메라들로 촬영한 장면을 보여주는 독특한 형식으로 전개됩니다. 때문에 병원이나 귀신처럼 이상한 존재와 관련된 사연을 설명하기보다는 그 공포 분위기 자체를 느끼게 하죠.

사람들은 일종의 놀이공원에 들어가는 기분으로 병원에 방문합니다. 시놉시스에 언급된 여러 죽음과 관련된 원혼들로부터 다양한 방법으로 공포와 절망에 빠지고 죽임을 당합니다. 정확히 죽는 것이 나오지 않는 사람도 있으나 분위기상 죽는다고 예측할 수 있지요. 이때 '병원을 떠올릴 때 상상할 수 있는 가장 공포스러운 상징들'이 잘 활용되는 점이 특징입니다.

어두운 병원 복도, 방 번호가 하나하나 붙은 채로 버려진 을씨년스러운 병실, 환자들이 사용했던 샤워실, 낡은 사진이 걸린 수상해 보이는 원장실, 실험실에 놓인 동물 표본병들과 포르말린 냄새 등과 같은 것들 말이죠.

저도 예전에 지은 지 상당히 오래된 병원에서 근무한 경험이 있습니다. 확실히 그때는 한밤중 당직을 설 때 약간씩 서늘한 기분[1]이 들곤 했습니다. 이러한 서늘한 기분은 실제로 체온이 떨어져서 서늘하다기보다는 공포 상황에 놓인다는 감각이 아드레날린 분비를 촉진해서 생깁니다. 근육으로 혈류가 증가(정말 싸우고 도망칠 수 있는 상태로 만드는)하고 상대적으로 손바닥과 가슴 부위로는 혈류가 줄어들어 손과 가슴 주위가 상대적으로 차게 느껴집니다. 그래서 '몸이 차가워진다'고 착각할 수 있습니다.

근무하던 병원은 종이차트가 일부 남아 있던 곳이었죠. 그러다 보니 불 꺼진 의무기록실에 차트를 찾으러 갈 때가 종종 있었습니다. 그럴 때마다 농담 삼아 친구들에게 "내가 너무 늦게까지 안 돌아오면 찾으러 와라"라는 식의 농담을 건네기도 했습니다.

새벽에 혼자 병동 엘리베이터를 탈 때는 그 묘한 고요함이 기분 나쁘게 느껴져 노래를 흥얼거려 보기도 했죠.

병원을 일터 삼아 지내는 의사나 간호사들에게도 약간은 으스스한 기분이 들게 하는 곳이 한밤중의 병원입니다. 병원에 방문할 일이 거의 없는 사람들에게는 '영화 속 이미지들'이 더 무서운 인상을 줄 것 같습니다.

게다가 병원 자체가 '질병'이라는 유쾌하지 않은 이유로 방문하는 곳이기에 더 인상이 좋지 않기 때문이기도 합니다. 그뿐만 아니라 병원에서 죽음을 맞이하는 환자들도 많고 그로 인해 큰 슬픔을 느끼는 보호자들도 있어 '병원을 생각했을 때 떠올릴 수 있는 느낌'은 대부분 부정적일 수밖에 없겠지요.

어린아이에게는 주사나 의사가 입은 흰 가운만 떠올려도 자지러지게 울음을 터뜨릴 만큼 병원은 공포스러운 곳입니다. 병원에 정기적으로 방문해야 하는 만성질환자들도 지긋지긋하다는 느낌을 받겠고요. 원하던 만큼의 치료 결과가 나오지 않거나 진단조차 어려운 질환의 경우, 그 자체로도 절망감을 주기에 충분합니다. 질병 상태만으로도 나타날 수 있는 짜증과 분노 등 다양한 부정적인 감정들이 뒤엉킨 곳이 바로, 병원일 겁니다.

병원에서 일하는 여러 직군들도 환자나 보호자들이 생각하는 부정적인 감정이 역전이되어 심리적으로 힘들어하는 경우도 있습니다. 업무량 자체가 많아 피로감을 호소할 때도 많고요.

병원이 저에게는 소중한 일터지만 사람들에게 어두운 인상을 주기도 한다는 점은 부정하기 어려울 듯합니다.

이러한 이미지가 언제부터 생겨났는지 또는 과거 병원 분위기는 어떠했는지 서양 의학 중심으로 '병원의 역사'를 한 번 찾아보겠습니다.

맨 처음 병원의 얼굴

고대 그리스에서는 의술의 신 아스클레피오스의 신전인 아스클레피온Askleipion이 병원과 비슷한 역할을 담당했습니다. 신전 사람들은 이곳에 방문한 환자에게 의학에 관한 조언을 하거나 예후를 알려주고, 치유를 도왔습니다.[2] 현대까지도 남아 있는 아스클레피온 중 하나가 바로 히포크라테스의 고향으로도 유명한 코스Kos 섬에 있습니다.

도시 국가 중 하나인 아테네는 해군이 강력했기에 일종의 병원선이라고 할 수 있는 '테라피아Therapia'도 존재했다고 알려져 있습니다.[3] 현대 영어로는 치료를 의미하는 'Therapy'라고도 하지요.

고대 로마 제국은 그리스 문화를 많이 받아들였기에, 의술의 신역시 이름이 거의 흡사한 아이스쿨라피우스Æsculapius였습니다. 그에게 바쳐진 신전이 병원과 비슷한 역할을 했고요. 군대가 발전한나라답게 발레투디나리아valetudinaria라는 군인과 노예, 검투사들이방문할 수 있는 병원과 비슷한 시설도 있었습니다. 역시나 병원선도 존재했다고 합니다.

로마에서 공중병원Public hospital이라고 부를 수 있는 존재는 기독교가 국교로 지정된 뒤부터 나타났습니다. 중세 시대에 들어서며 유럽, 비잔틴 제국 그리고 이슬람 문화권에 걸쳐 점차 여러 병원이 설립되었습니다.

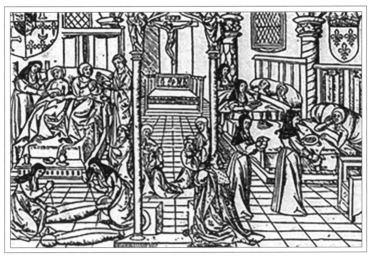

1500년 프랑스 파리 중세 병원의 모습. 환자들을 간호하는 성직자가 보인다.

특히 유럽 쪽에서는 대부분 기독교와 관련된 병원이 설립되었습니다. 그 당시 병원 이름을 보면 '성 니콜라스 병원' '세례자 요한 병원' '성 바르톨로뮤 병원'처럼 기독교 성인의 이름이 붙는 경우가 대부분입니다. 그래서인지 중세시대의 병원은 치유보다는 예배 장소에 가까웠고, 속죄와 신의 은총으로 환자를 낫게 한다는 개념이 더 강했습니다.[4]

16~17세기에 들어와서는 병원에서 종교적인 면보다는 좀 더 현대 의학에 가까운 개념인, 치료를 해야 한다는 점이 강조되었습니다. 1600년대에는 윌리엄 하비 William Harvey와 같은 의사가 순환계에 대한 개념을 제시하기도 하고, 1700년대에는 퍼시벌 포트 Percivall Pott 등이 현대적인 개념의 외과적 수술(굴뚝 청소부에게 발생하는 고환 종양 제거와 같은)을 진행하기도 하였습니다. 19세기에 들어와서는 전문적으로 간호를 담당하는 직군을 만들기 위한 노력도 시작되었죠.[5]

18세기에는 토마스 가이 Thomas Guy라는 부유한 상인이 기부해서 가이스 병원 Guy's Hospital이 런던에 설립되었습니다. 이후에는 비슷한 형태의 여러 병원이 생겨났습니다. 이후부터는 현대의 대학병원들처럼, 의사의 교육과 연구를 같이 담당하는 형태의 병원들이 설립됩니다. 병원은 단순히 요양이나 기도하는 장소가 아닌 좀 더 복잡한 의약품과 치료를 제공하는 장소로 변모했습니다.

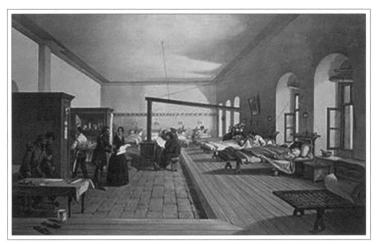
플로렌스 나이팅게일이 조성한 병동. 환기에 유리하도록 창문이 크고
환자 침대 간의 거리가 상당히 멀리 떨어져 있다.

    그러나 그때까지는 현대적인 위생의 개념이 부족했기에 병원 내에서 여러 감염으로 환자들이 사망하는 경우도 많았습니다. 19세기에 들어와서야 의사였던 이그나츠 제멜바이스Ignaz Semmelweis와 간호사였던 플로렌스 나이팅게일이 병원 환경의 개선을 강조했습니다. 그들은 의료진들의 위생관리와 환자들이 지내는 병원의 위생개념을 생각했지요. 특히 나이팅게일은 나쁜 공기가 감염의 원인이라고 생각했습니다.

    1862년에는 루이 파스퇴르에 의해 '세균'이 부패의 원인이 된다는 것이 과학적으로 증명되었고, 병원 위생 관리가 강화되었습니다. 현대 병원에서 환자를 진찰하고 치료할 때 무균적 처치에 굉장히 예민한 모습을 보이는 이유는 이 시대 이후부터 나타났다고 볼 수 있습니다. 의학 드라마에서도 이를 다룬 내용을 종종 볼 수 있지요. 그리고 20세기 초 스페인 독감 팬데믹과 21세기의 코로나 바이러스 팬데믹 등을 거치며, 병원 내 감염 관리에 대한 관심도는 점점 더 증가했습니다.

이처럼 고대로부터 환자들 처치를 위한 장소를 만드는 관심은 꾸준히 이어왔으나 시대적인 상황에 따라 변했습니다. 종교 시설에 가까운 모습이기도 하고 단순히 요양 시설에 가깝기도 했지요.

그러면서 현대의 병원이 되기까지 수많은 시행착오가 발생했습니다. 그에 따라 그 안에서 여러 환자들과 병원 관계자들이 고통과 고민을 많이 겪었을 것입니다. 아마 그러한 과정 중에 여러 어두운 사건이 벌어졌고, 그러한 인상이 사람들의 기저심리에 남아 있을 수도 있습니다. 그것이 병원을 공포스럽게 표현하는 요인이 되었을 것입니다.

인류와 함께하는 병원

21세기의 병원 환경과 19세기 이전의 병원 환경을 비교해보면 정말 천양지차입니다. 이제는 진단과 치료를 제공하며, 철저한 위생 관리가 강조되는 장소입니다. 그뿐만 아니라 환자와 보호자들의 심리적인 안정을 돕고 병원에 머무는 동안에 여러 편의를 제공합니다. 병원에서 근무하는 직원들도 일의 만족도가 높아질 수 있는 환경 조성이 중요하다는 점 역시 고려되고 있으니까요.

인류의 문명이 지속되는 한, 형태는 조금씩 달라지더라도 병원이라는 장소는 존재할 수밖에 없을 것입니다. 환자의 질병을 치유하는 곳이기에 기본적으로 육체적, 심리적으로 힘든 사람들이 모이는 숙명을 지니고 있습니다. 그래도 경제와 과학·의학이 발전해감에 따라 병원의 이미지도 좀 더 밝고 아름다운 곳으로 변해갈 수 있다고 생각합니다.

영화 〈곤지암〉처럼 병원이 배경인 공포영화는 그저 괴담으로만 여겨질 수 있을 정도로 말이죠.

'운디네의 저주'라고
불리는 병 그리고 사랑
〈헤어질 결심〉

저는 영화 〈헤어질 결심〉이 개봉했을 당시, 남들보다 조금 늦게 보았습니다. '평론가들의 극찬을 받은 영화답게 예술성이 지나치게 높아서 재미없거나 지루하지는 않을까?'라고 생각했죠.

하지만 막상 영화를 보니, 저의 편견과 불안을 잠재운 아주 흥미로운 작품이었습니다. 2시간이 넘는 상영시간이 순식간에 지나가서 놀랍기도 했고요. 이 영화를 계기로 앞으로도 박찬욱 감독의 작품은 주저함 없이 꼭 봐야겠다는 '결심'을 하게 되었습니다.

뒤에 〈올드보이〉에 대한 글도 썼는데, 어쩌다 보니 박찬욱 감독 영화에 나온 의학적인 소재에는 한 번 더 눈이 갑니다. 제 취향에 잘 맞는 영화 속에 제 전공 분야까지 들어 있으니 더 흥미롭게 느꼈달까요.

어쨌든 영화 내용 자체는 이미 잘 알려져 있으므로, 저는 '의학'

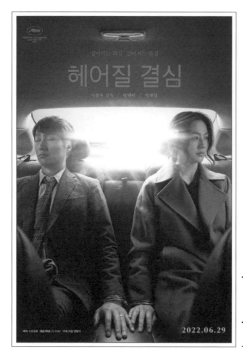

헤어질 결심
Decision To Leave, 2022

박찬욱 연출, 박해일 외 출연

에 관련된 내용만을 중심으로 정리해볼까 합니다.

자신을 배신한 남자에게 내리는 저주

〈헤어질 결심〉은 불면증에 시달리던 형사 장해준과 살인 용의자 송서래 사이의 사랑을 다룬 로맨스 스릴러입니다. 하지만 신경과 의사이자 신화와 전설 마니아인 제 시각에서 봤을 때는 로맨스와는 거리가 느껴졌습니다. 그보다는 '운디네의 저주'라고도 불리는 '호흡 중추 자동능 장애'라는 질환을 재해석한 의학적 작품이라는 생각이 들었죠.

'운디네의 저주'라 불리는 병을 알기 위해서는 우선 운디네Ondine 라는 전설에 대해서 알아보겠습니다.

운디네는 16세기에 활동했던 연금술사인 파라켈수스에 의해 창조된 존재로, 물의 정령입니다.[1] 이 정령에게 좀 더 구체적인 사연을 덧붙인 사람은 독일 작가 프리드리히 드 라 모테 푸케Friedrich de la Motte Fouqué입니다.[2] 푸케가 쓴 이야기가 안데르센의 동화 「인어공주」에 영향을 주었다는 의견도 있습니다.[3]

푸케가 쓴 작품 속 운디네는 발랄하고 순수한 물의 정령이었는데, 기사인 훌브란트와 사랑에 빠져 '인간의 영혼'을 지니죠. 운디네는 영혼과 더불어 훌브란트가 바라는 최고의 여성으로 변모합니다. 그녀가 인간의 영혼을 얻는 대신 훌브란트에게도 하나의 금기가 생기는데 바로, 운디네를 물가에서 모욕해서는 안 된다는 것이었습니다.

그러나 훌브란트는 '물의 정령'으로서 신비함을 간직한 운디네를 감당하지 못합니다. 점차 그녀를 멀리하다가 결국에 금기를 깹니다. 운디네는 그의 눈앞에서 사라져버리죠. 운디네가 사라지고 홀브란트는 다른 여자와 다시 결혼합니다. 이에 운디네는 그녀를 배신한 홀브란트에게 벌을 내립니다. 그를 자신의 눈물에 빠뜨려 질식시켜 죽인 것입니다. 정말 안데르센의 동화 「인어공주」와 흡사한 이야기죠.

프랑스 작가 장 지로두Jean Giraudoux는 푸케 이야기를 바탕으로 1939년 〈운디네〉라는 연극을 만듭니다. 이 연극에서 운디네가 내린 저주를 좀 더 뚜렷하게 확인할 수 있습니다.[4]

연극 속 운디네는 자신을 배신한 연인 한스에게 이렇게 저주를 내립니다.

"당신이 떠난 뒤로 나는 내 몸이 본래 알아서 할 수 있던 일을 억지로 해야만 했습니다. 눈에게 보도록 명령하지 않으면 더 이상 볼 수 없습니다. 오감, 30개의 근육, 심지어 뼈까지… 한순간이라도 경계를 늦추면 듣는 것도 숨 쉬는 것도 잊어버릴지도 모릅니다."

저절로 움직여지는 몸의 모든 기능이 상실됨을 표현한 것이죠. 이후에 다른 작품들에서도 운디네는 자신을 배신한 남자에게 저주를 내리는 존재로 묘사됩니다. 2009년 맨 부커 상 후보에 올랐던 사이먼 마워의 『유리의 방』에서는 이런 묘사가 나옵니다.[5]

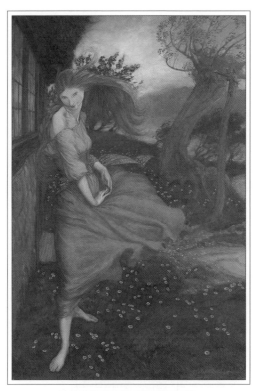

아서 라캄의 그림. 〈창가의 운디네〉

"당신은 깨어 있는 모든 호흡으로 나에게 변치 않는 사랑을 맹세
했고 나는 그 맹세를 받아들였습니다. 당신이 깨어 있는 동안에
는 숨을 쉬겠지만 잠이 들면 호흡이 멈춥니다."

일련의 이야기들을 종합하면, 운디네의 저주는 '잠들었을 때, 숨 쉬기 힘든 상태'라고 볼 수 있습니다. 심하면 깨어 있을 때도 숨 쉬기 어렵고요. 이 전설 속 내용에서 세버링하우스Severinghaus와 미첼Mitchell은 영감을 얻습니다. 1962년부터 이와 비슷한 증상을 지닌 환자들에게 '운디네의 저주' 또는 '운디네 증후군'이라는 용어를 사용합니다.[6, 7]

운디네의 저주가 나타나는 원인은, 다리 뇌와 숨 뇌에 위치한 호흡 중추에 이상이 발생하기 때문입니다. 정상이라면 이산화탄소와 산소 레벨, 혈액과 뇌척수액의 산성도(pH)에 반응하여 수면 중에도 자동으로 호흡이 조절되어야 하죠. 그러나 호흡 기능에 이상이 생기며 증상이 나타납니다.

이러한 증상은 유전자 이상에 의한 선천성 중추 저호흡 증후군Congenital central hypoventilation syndrome, CCHS 환자에게서 나타날 수 있습니다. 하지만 뇌졸중이나 종양 등으로 인해 후천적으로 신경계에 손상을 입은 환자에게서도 발생합니다.

이러한 환자는 잠자는 동안 호흡이 원활하지 않아 사망에 이르기도 합니다. 체내에 이산화탄소가 쌓여도 자동으로 호흡이 이루어지지 않죠. 따라서 이런 경우, 기도 삽관과 기관 절개술, 기계 환기와 집중 모니터링 등이 필요합니다.[8]

이처럼 운디네의 저주와 〈헤어질 결심〉을 비교해보면 정말 묘하게 비슷한 부분이 많습니다.

바다에서 온(정확히는 바다 건너 중국에서 온) 신비한 여인과 운명적인 사랑에 빠진 남자는 커리어와 자부심이 '붕괴'됩니다. 결국엔 그녀를 잃고 영원히 불면증에 시달리며 살아간다고 암시되는 비극적인 결말까지 비슷하죠. 여러모로 운디네의 이야기와 운디네에서 영향을 받은 「인어공주」 이야기를 현대적으로 잘 그려낸 것처럼 느껴집니다.

여주인공 송서래는 운디네나 인어공주처럼, 다른 문화권에서 온 존재이고 대화를 위해 번역기를 사용해야 하는 등의 모습을 보입니다. 남주인공 장해준은 그녀의 거부할 수 없는 매력에 빠져 사랑에 빠집니다. 그러나 송서래와의 사랑 자체는 상당한 위험을 내포합니다. 사건 수사의 방향을 흐리는 식으로 말이지요. 종종 그녀가 보이는 '소시오패스' 같은 행동들이 그렇습니다. 타인을 안락사 시키는 일에 죄책감이 크지 않아 보인다거나, 살인을 저지르거나 시체를 처리할 때 보여주는 묘한 냉정함이 그렇지요.

장해준이 그녀의 사랑을 제대로 이해하지 못했을 때 불면의 저주를 얻게 된다는 점에서 사람보다는 요정이나 정령처럼 보이는 캐릭터입니다. 예를 들면, 물가처럼 보이는 청록색 벽지가 붙은 집 또는 그녀가 바닷가에 있을 때 묘한 모습 등이죠.

어떠한 치료도 안 듣던 만성 불면증[9]에 시달리던 장해준에게, 그녀는 신비한 존재입니다. 불면증의 원인일지도 모를 어떤 사건의 사진들이 제거(심리적 원인)되고 자신의 호흡법[10]으로 숙면을 취할 수 있게 도와주는 일종의 인지행동치료가 그녀를 더욱 신비하게 만듭니다.

또한, 그녀가 사용하는 펜타닐Fentanyl이라는 마약성 진통제 역시 운디네의 저주를 더욱 떠올리게 합니다. 펜타닐은 2~3mg 정도 양으로도 사람을 사망에 이르게 하는 치명적인 약입니다. 중독되면 호흡 부전에 의한 사망을 일으킬 수도 있죠.

장해준의 모습도 운디네 전설에 대한 기시감을 불러일으킵니다. 낯선 땅에서 외로움을 느꼈을 송서래에게 친절하고 다정한 모습으로 다가간 장해준은, 인간 세상에 처음 발을 디딘 운디네가 사랑에 빠졌던 남자들과 비슷해 보입니다. 운디네가 홀브란트나 한스에게 특별함과 사랑을 느꼈듯이, 송서래 역시 장해준이 '현대인 중에서도 특별하다'라고 이야기합니다.

그녀와 함께 있을 때 행복하고 편안해하는 장해준의 모습은 요정과 사랑에 빠진 동화 속 남자 주인공과 흡사합니다. 송서래를 위해 수사 방향도 흐리고 자신의 목숨을 앗아갈 수도 있는 맹세까지 서슴없이 내뱉는 것처럼 보이니까요.

장해준은 송서래와 헤어지고 불면증이 매우 악화되어 여러 치료를 받습니다. 이때 수면 클리닉에서 상담하고, 이런저런 치료에 대한 이야기가 나옵니다.[11]

수면다원검사도 받았는지 밤새 수십 번도 더 깨는 모습을 검사로 확인했다는 대사가 나옵니다. 그에 따라 양압기Positive Airway Pressure, PAP를 사용하는 모습이 잠깐 스쳐 지나가죠. 극중에서 장해준은 '코골이는 없지만, 입으로 숨을 너무 많이 쉰다'는 이야기를 듣습니다. 실제 수면 중에 입으로 숨을 쉬면 불면증, 수면 무호흡증, 코골이 등을 초래할 수 있습니다. 때문에 이러한 환자는 양압기를 처방받아 치료하죠.

장해준도 수면 중 구강 호흡, 무호흡 증상이 있어 양압기를 처방받습니다. 그 모습은 잠들 때마다 숨을 쉴 수 없게 된 운디네의 연인들의 모습을 떠올리게 하죠.

이런 다양한 의학적인 도움에도 장해준은 불면증을 끝끝내 극복하지 못합니다. 그 어떤 치료도 그를 불면의 고통에서 해방시키지 못하죠. 운디네처럼 신비롭고 사랑스럽던 송서래로 인해 잠시 잠들다가 다시 수면이 박탈되어 굉장히 피폐해져만 가죠. 그리고 '마침내(이 단어가 참 자주 나오는 영화입니다)', 그녀와 영원히 헤어지게 되어 불면증에서 벗어날 수 없음이 암시됩니다.

비극적인 물의 정령 운디네 전설을 닮았지만 어디까지나 현실을 배경으로 하는 이 영화 속에서, 가장 신비로운 부분은 현대 의학으로 극복할 수 없는 장해준의 불면증일지도 모릅니다. 수면 장애라는 과학적인 요소가 사랑의 신비를 극대화시키는 소재로 활용되었으니까요.

이런 방식의 의학적 병명은 영화를 감상할 때 흥미롭게 느껴집니다. 의학의 힘으로 치료될 수 없는 '저주'와도 같은 불면증이, 이 영화의 분위기에 정말 잘 어울리기 때문이죠.

나치가 저지른 대량학살 사건이 떠오르는 이야기

〈가디언즈 오브 갤럭시 Vol. 3〉

마블 영화의 인기가 예전만큼은 못하지만, 〈가디언즈 오브 갤럭시 Vol.3〉는 꽤나 흥미로웠습니다. 이 영화는 약칭인 '가오갤'로도 불립니다. 마블 세계관에 속하는 작품이지만, 지구에서 일어나는 여러 사건을 다루는 다른 마블 영화와는 달리 이 영화는 '우주'가 주요 배경입니다.

등장인물들도 영웅이기보다는 '악동' 같아서 톡톡 튀는 매력이 넘칩니다. 악동과 악당의 경계쯤 되는 인물들의 이야기 자체가 좀 더 역동적이라는 느낌이 듭니다. 또한 추억의 올드팝이 배경음악으로 자주 등장하여 그 음악을 듣는 재미로도 영화를 꽤나 즐겁게 감상할 수 있습니다.

2018년에 개봉한 〈어벤져스: 인피니티 워〉에서 마블 영화 속의

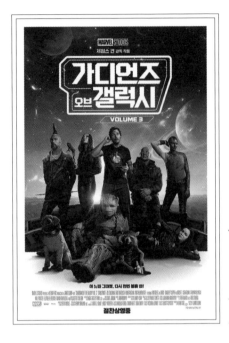

가디언즈 오브 갤럭시 Vol.3

Guardians of the Galaxy Volume 3,
2023

제임스 건 연출, 크리스 프랫 외 출연

주요 영웅이었던 '아이언맨'과 '캡틴 아메리카'가 은퇴합니다. 그 뒤로 마블 영화 속 영웅의 진입 장벽이 올라가는 와중에도 〈가디언즈 오브 갤럭시〉 시리즈는 나름 자신들만의 스타일을 잘 유지하고 있습니다.

아마도 가오갤 시리즈의 감독인 제임스 건의 능력과 초기 멤버들이 시리즈 내내 출연하는 뚝심 덕분이 아닐까요? 특유의 우주 모험물 색채를 잘 유지한 채로, 시리즈의 마지막이라고 할 수 있는 이번 〈가디언즈 오브 갤럭시 Vol.3〉까지 잘 완성했다고 생각합니다.

직접 보니, 여러 주연들 중에서도 과거가 제대로 조명되지 않았던 '로켓(너구리)'의 서사가 흥미로웠습니다. 감동과 재미를 동시에 잡는 성공적인 결과물이 아니었나 싶습니다.

어처구니없는 살생의 오마주

가오갤 시리즈 초반부터 '로켓'이 생체실험 끝에 만들어진 존재라는 암시는 종종 등장합니다. 드넓은 우주에 우연히 '지구에 사는 너구리를 닮은 형태의 외계 생물'이 있을 수도 있겠죠. 하지만 〈가디언즈 오브 갤럭시〉 1편 속에 등장하는 로켓의 대사를 살펴보면, 누군가가 그를 개조해서 '지성이 있고 이족 보행이 가능한 상태'로 만들었음을 추측할 수 있습니다. 로켓에게는 자신의 그런 상태가 괴물로 느껴져 콤플렉스죠.

이번 영화에서는 로켓을 개조했던 존재가 드디어 등장하는데, 그는 바로 '하이 에볼루셔너리 High Evolutionary'라는 인물입니다. 하이 에볼루셔너리는 그 이름에서 추측할 수 있듯 진화Evolution에 집착하며, 여러 동물로 생체실험을 하고, 그를 통해 모든 방면에서 우수한 생명체를 탄생시키는 존재입니다. 그는 '악이 없는 완벽한 사회'를 만들기 위해 노력한다고 말하죠.

얼핏 들으면 과학의 힘으로 유토피아를 만들고자 하는 이상주의

자 같지만, 실제로는 아주 잔혹한 생체실험을 서슴없이 시행하는 악인일 뿐입니다. 실패작이라고 판단된 실험체는 가차 없이 처분하는 잔인한 장면이 등장합니다. 사악하죠. 게다가 자신이 만든 피조물인 로켓이 자신보다 뛰어난 지능을 지니자, 로켓을 질투하며 그의 뇌를 적출하려는 비열한 모습까지 보여줍니다.

이제까지 등장한 마블의 수많은 악당들 중에서, 가장 악하고 저열하며 그 와중에 자기합리화까지 하는 최악의 악당이란 생각이 드는 존재였습니다.

하이 에볼루셔너리는 아직 순진한 상태였던 여러 실험체에게 '이상향'에 보내준다고 속이며 뇌를 적출할 생각을 하고 있었습니다. 그런데 로켓은 자신이 처분당할 것을 눈치 채고 친구들과 함께 탈출을 결심합니다. 그러나 안타깝게도 하이 에볼루셔너리에게 발각되어 로켓을 제외한 친구들은 모두 죽게 됩니다. 로켓은 하이 에볼루셔너리의 얼굴에 상처를 입히고 홀로 탈출하죠.

이후에는 〈가디언즈 오브 갤럭시〉의 멤버를 만나 모험을 합니다. 그러나 로켓은 생체실험과 친구들의 죽음에 대한 트라우마가 남아 괴로워합니다.

이 영화를 보다 보면 세계 역사 속에 존재했던 실제 사건의 '오마주' 같다는 생각도 듭니다. 잔인한 생체실험과 열악한 철장 안에서 살아가는 실험체의 모습이, 마치 나치의 홀로코스트를 떠올리게 하기 때문입니다. 더불어 하이 에볼루셔너리가 실험체들을 처분하는 모습은 홀로코스트뿐만 아니라 또 다른 끔찍한 사건도 생각나게 합니다.

바로 나치가 저질렀던 장애인 대량학살 사건인 'T4 작전T4 Action, T4 Program'입니다. 아돌프 히틀러는 이렇게 말했습니다.

"병자나 기형아를 절멸시키는 것이야말로, 병적인 인간을 살려두 어 보호하려는 미친 짓에 비하면 몇 배나 자비로운 일이다."

위와 같은 히틀러의 정신 나간 우생학 사상에 입각하여 1932년 부터는 장애인에 대한 불임시술(유전적 질환의 자손 예방법)이 시행되 었습니다. 제2차 세계대전이 발발한 1939년 이후에는 장애인들에 대한 강제 안락사 정책이 실행되었고요. 국가가 장애인과 정신질 환자들을 살해하기 시작한 것이죠.

베를린 티어가르텐 4번지(Tiergartenstraße 4, 작전명이 T4가 된 이유) 에 위치한 병원에 강제 수용되었던 장애인들은 약물 주입, 가스실, 아사 등 다양한 방법으로 살해되었습니다. 그들의 가족에게는 폐 렴이나 뇌질환으로 사망했다는 가짜 진단서가 전달됩니다.

이 비인도적인 학살은 결국 독일 국민들의 반발로 인해 1941년 에 폐지되었으나, 비공식적으로는 은밀히 계속 자행되었던 것으로 보입니다.

이 작전에 참여했던 의료진과 기타 인력들은 절멸 프로그램인 '홀로코스트'에 투입되어 또 다른 잔혹한 학살극의 주역으로 활동하게 됩니다. 수용소에서 일할 능력이 없는 사람들을 분류하여 죽이는 처참한 일을 벌이죠.

정말 끔찍하게도 여러 의사들이 T4 작전에 참여했고, 그들 중 23명은 카를 브란트와 함께 뉘른베르크 전범 재판에 회부되기도 합니다. 이런 과오가 반복되지 않도록 하기 위해, 1948년에 세계의 사협회 WMA World Medical Association는 스위스 제네바에서 '제네바 선언 Declaration of Geneva, Physician's Oath'을 하게 됩니다.

이 선언은 이후 다섯 차례 정도의 개정을 거쳐 현대 실정에 맞게

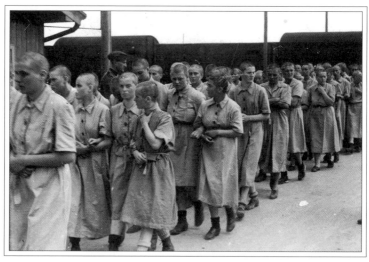

비르케나우 수용소에 있던 여성 수감자들.

변화되었으며, '히포크라테스 선언'을 대신하여 현대 의사들이 낭송하는 선서로 자리 잡게 됩니다.

〈제네바 선언〉

이제 의업에 종사할 허락을 받으매,

나의 생애를 인류봉사에 바칠 것을 엄숙히 서약하노라.

나의 은사에 대하여 존경과 감사를 드리겠노라.

나의 양심과 품위를 가지고 의술을 베풀겠노라.

나는 환자의 건강과 생명을 첫째로 생각하겠노라.

나는 환자가 나에게 알려준 모든 것에 대하여 비밀을 지키겠노라.

나는 의업의 고귀한 전통과 명예를 유지하겠노라.

나는 동업자를 형제자매처럼 여기겠노라.

나는 인종, 종교, 국적, 정당관계, 또는 사회적 지위 여하를 초월하여 오직 환자에 대한 나의 의무를 지키겠노라.

나는 인간의 생명을 수태된 때로부터 지상의 것으로 존중히 여기겠노라.

비록 위협을 당할지라도 나의 지식을 인도에 어긋나게 쓰지 않겠노라.

이상의 서약을 나의 자유 의사로 나의 명예를 받들어 하노라.

앞의 제네바 선언에서 "비록 위협을 당할지라도 나의 지식을 인도에 어긋나게 쓰지 않겠노라"라는 문장에 홀로코스트에 부역했던 의사들의 과오에 대한 반성이 담겨 있습니다. 앞으로 그와 같은 사건이 다시 일어나지 않게 하겠다는 의지 또한 포함한 말입니다.

이는 현대 의료 윤리 형성에도 영향을 주어 비윤리적인 생체실험이 일어나지 않도록 주의를 기울이도록 합니다. 임상실험 수행에도 엄격한 윤리 기준을 적용하도록 하는 환경의 바탕이 되었죠.

제네바 선언 탄생의 기원이라고 볼 수도 있는 비극, T4 작전에서 직접적으로 학살에 가담하진 않았으나 희생자들의 뇌를 적출하여 연구에 이용한 사람들도 있었습니다. 그들은 뇌를 부검한 자료를 이용해 '신경과Neurology' 질환을 발견하여 학계에 보고하고, 그들의 이름을 병명으로 사용하기도 했습니다.

희생자들의 뇌를 연구하여 밝혀진 질환의 이름은 '할러보르덴-스파츠 병Hallervorden–Spatz disease, HSD'으로, 여기에는 '할러보르덴Julius Hallervorden'과 '스파츠Hugo Spatz'라는 독일 의사이자 신경병리학자의 이름이 들어가 있습니다.[1]

이 두 명은 T4 작전으로 학살된 수많은 사람들의 뇌를 부검하고, 그중 특정한 환자의 뇌에서 특이한 소견을 발견하여 새로운 질환으로 학계에 발표합니다.[2] 그들의 공로는 인정되어 병명에 이름[3]이 들어간 것이죠. 전후에도 두 명은 각자 학계에서 꾸준히 활동하였고, 할러보르덴은 독일 신경병리학회의 학회장이 되기도 하였습니다.

할러보르덴의 경우에는 오스트리아 출신 유대인 의사인 '레오 알렉산더Leo Alexander'와 나누었던 대화가 남아 있습니다. 들어 보면 그 내용이 상당히 섬뜩합니다.

할러보르덴이 T4 작전 관계자와 나눴던 이야기입니다.

"이봐, 그 사람들을 다 죽일 것이라면, 그들의 뇌를 꺼내 사용할 수 있게 해줘."

"얼마나 검사할 수 있는데?"

"많을수록 좋아."

이러한 사실이 알려지면서, '할러보르덴-스파츠 병'이라는 이름은 점차 사용하지 않게 되었습니다. 아시아 지역에서는 비교적 최근까지 사용했으나 더는 사용하지 않죠. 대신에 '신경변성과 연관된 판토테네이트 카이네이즈PKAN'이라는 병명이나 '뇌의 철분 침착에 의한 신경퇴행성 변성NBIA'라는 병명이 그 자리를 대신하게 되었습니다.

이 질환은 20번 염색체에 위치한 PANK2 유전자의 이상에 의해 발생하는 상염색체 열성 유전 질환으로, 대부분 10세 이하의 어린이에게서 발병합니다. 발병하면 근긴장이상증, 삼킴 장애, 강직, 떨림, 인지기능 저하 등의 다양한 증상이 나타납니다.

아마 이 질환에 대한 지식이 없었던 나치는 이 환자들을 그저 장애인으로 분류해 강제 수용했을 것입니다. 결국에는 안락사를 빙자한 학살 후에 뇌를 적출해, 할러보르덴과 스파츠 같은 학자들에게 부검을 맡겼을 것입니다.

PKAN은 현재에도 원인만 알 뿐 완치 방법은 없는 질환입니다. 하지만 원인 유전자가 밝혀지고 철분 침착이 주요한 병리기전으로 알려져 있기에, 다양한 증상에 대한 대증 치료와 판테테인Pantethine과 같은 치료제로서의 가능성이 있는 물질에 대한 연구가 계속되고 있습니다.

의학이 발전하기 위해서는 과학 기술의 발전도 매우 중요하지만, 의학은 어디까지나 인간을 이롭게 하기 위한 학문입니다. 그렇기에 '인간을 사랑하는 마음'이 가장 중요합니다. 과거 나치 시대 의사들이 저질렀던 과오는 앞으로는 더 이상 되풀이 되어서는 안 될 일이죠.

이와 같은 의료인들의 자성 의지와 노력이 히포크라테스 선서를 제네바 선언으로 변모시켰습니다. 먼 훗날에는 그 시대에 맞춰 제네바 선언이 또 다르게 변할지도 모르겠습니다. 다만, 그 변화의 원인이 또 다른 '의학사고'는 아니길 바랍니다.

끊임없이 반복되는
인류의 비극적 역사

〈듄〉

〈듄〉은 1965년 발표된 프랭크 허버트의 원작 소설 듄 시리즈 6부 작을 바탕으로 한 영화입니다. 워낙 방대한 서사가 담긴 작품이라 2021년에 개봉한 〈듄〉에서는 소설 1권의 절반 정도만 나왔다고 볼 수 있습니다.

아마 책으로 〈듄〉을 처음 접한 사람들은 영화를 보다가 이야기가 시작되는 듯하다가 뚝 끊기는 느낌에 당황했을지도 모릅니다. 영화 자체는 2시간이 넘는데, "이제 시작이야~!" 이러더니 갑자기 엔딩이 나오니까 말입니다. 그렇기에 좀 더 완성된 이야기를 접하기 위해서는, 〈듄: 파트 2〉를 보아야 합니다.

어쨌든 〈듄〉은 이야기 완결성과는 별개로, 멋진 화면과 배경음악만으로도 감상할 가치는 충분합니다.

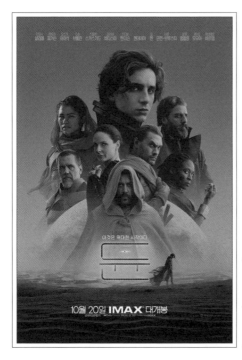

듄

Dune, 2021

드니 빌뇌브 연출,
티모시 살라메 외 출연

〈듄〉의 세계관은 워낙 방대하여 듀니버스Duniverse: Dune+Universe
라고도 불리고 있습니다. 〈듄〉이 다루는 역사의 길이만 보면 톨킨
이 만든 '레젠다리움(반지의 제왕 세계관)'만큼이나 웅장합니다. 이
에 대한 정보는 이미 많이 알려져 있지만, 간단하게 정리하면 다
음과 같습니다.

영화 〈듄〉은 대략 현대로부터 2만 4천 년이라는 어마어마한 시간이 흐른 미래에서 시작합니다. 긴 시간이 흐른 만큼 우리가 살아온 역사의 모습이 몇 번이고 반복한 느낌이 듭니다. 인류가 전쟁도 했다가 통합도 했다가, 번영의 시기도 보내다가 암흑기도 겪고 하는 식으로 말이죠.

〈듄〉의 시대 배경은 우리가 보통 상상하는 SF 작품에서 다룰 법한 사건들이 이미 한 번씩은 거친 머나먼 미래라는 점이 흥미롭습니다. 이미 기계와 인공지능의 발전으로 인간은 광활한 우주로 나가 성간 여행을 하는 삶도 누리고, 잠시 실리콘 역병이 발병하여 초전도 반도체 사용 불가로 인한 암흑기를 보내기도 합니다. 발전한 과학 문명에 의존하여 인간들의 능력이 전반적으로 퇴보하고 게을러지는 시대도 맞이합니다.

이렇게 문명이 융성하던 도중, 인간이 '인간의 생각을 따라하는 인공지능'이나 기계에 의존하다가는 결국 그들에게 지배당해 인류가 멸망하게 된다는 두려움이 생겨납니다. 이로 인해 미래판 러다이트 운동Luddite Movement이라고 볼 수 있는 '버틀레리안 지하드'가 발생하죠.

러다이트는 1811~1817년 영국에서 일어난 기계 파괴 운동으로, 기계가 노동자의 일자리를 뺏는 상황에 반대하기 위한 움직임입니다. 사실 요즘도 AI나 기계에 의해 다양한 일자리가 사라진다는 전망을 보면, 이와 같은 SF 작품이 예언서처럼 느껴지기도 합니다.

거의 100년에 걸쳐 일어난 '반기계화 움직임' 덕분에 〈듄〉의 세계에서 인간은 모든 기계의 영향에서 벗어난 인간 중심의 사회를 맞아합니다. 기계와 인공지능에 대한 의존을 벗어나기 위한 '인간의 능력을 개발하기 위한 노력'이 나타납니다.

그 대표적인 노력의 산물이 바로, 인간 컴퓨터라고 할 수 있는 '멘타트'입니다. 그리고 슈퍼 컴퓨터처럼 성간 여행 항로 계산을 예지 능력으로 수행하는 '항법사'가 있습니다. 수많은 능력을 숨긴 여성 집단 '베네 게세리트'도 마찬가지입니다.

이번 영화에서는 두 명의 멘타트가 나오는데, 그중의 한 명이 바로 아트레이드 가문(주인공의 가문)의 멘타트인 투피르 와하트입니다. 나머지 한 명은 영화의 악의 축이라 할 수 있는 하코넨 가문에서 책사처럼 활동하는 존재입니다.

극 중에 등장하는 멘타트들은 모두 아래쪽 입술에 검은 선이 그려져 있습니다. 그들은 '인간 컴퓨터'답게, 말 그대로 눈 깜빡일 사이에 엄청난 계산을 해내는 모습을 보여주죠.

의대에서의 어마어마한 공부량에 치여봤던 저로서는, 인간 컴퓨터인 멘타트의 암기력과 연산 능력 등이 매우 부러웠습니다. '저

정도 능력이라면 의대 공부가 좀 더 쉽고 즐거웠을까?'란 부질없는 생각도 잠시 들었으니까요.

그런데 이런 멘타트들은 딱히 의료 쪽 업무를 담당하지는 않습니다. 영화에서는 '수크 의사Suk Doctor'라는 의료인들이 나오는데, 이들의 큰 특징은 '자신을 고용한 고위층에게 절대 해를 끼치지 않는 훈련을 받은 상태'라는 점입니다. 현대 의사들도 환자에게 해를 끼치지 않는 것을 당연한 미덕으로 삼는데, 수크 의사들은 강제되어 있다는 점이 조금은 기괴하고 판타지적인 요소인 것 같습니다.

이 특수한 의사들은 이마에 '검은 다이아몬드 표식'이 있어서 쉽게 구분됩니다. 이번 작품에도 '웰링턴 유에'라는 수크 의사가 등장합니다. 미래지만 중세 시대처럼 고위층의 알력 다툼이 많은 시대 배경이기에, '머리 좋은 의사보다는 환자의 안전 보장이 확실한 의사'에 대한 요구가 더 높아 보입니다. 조선 시대 어의 느낌이랄까요.

성간 여행을 담당하는 거대 우주선에는 기괴한 모습을 지닌 항법사들이 존재합니다. 이들의 예지력 덕분에 성간 항로에 놓인 수많은 위험을 회피하며 우주 항해가 가능해집니다. 항법사들이 기괴한 모습을 지녀도 사실은 인간입니다. 나중에 스파이스에 과다 노출된 상태와 성간 항해 우주선의 반무중력 상태에서 오래 지내다 보니 육체가 기묘한 형태로 변해버렸다는 설정이 나오죠.

멘타트와 항법사에 이어, 〈듄〉만의 특수한 집단 중의 하나는 '베네 게세리트'입니다. 영화의 초반에는 상당히 직위가 높아 보이는 베네 게세리트 중 한 명이 주인공 폴을 시험하는 모습도 나옵니다.

현대로 치면 수녀같은 느낌을 주는 엄숙한 복장을 입으며, 목소리에 신비한 힘(상대방을 조종할 수 있는)을 사용하는 모습을 보입니다. 주인공 폴의 어머니인 제시카도 그들 중 하나입니다. 이들은 자신이 임신한 자식의 성별도 결정할 수 있는 일종의 유전자 조작도 가능합니다. 자신들의 집단이 추구하는 '원대한 계획'을 실현하기 위한 다양한 능력을 지닌 것으로 묘사되죠.

이와 같이 다양한 존재들이 인간의 능력을 한계까지 혹은 그 이상으로 발휘하는 데 도움을 주는 물질이 있었으니, 바로 〈듄〉 세계관에서 가장 중요한 자원인 '스파이스 멜란지'입니다.

'스파이스'라는 이름부터가 대항해시대의 중요한 교역품 중 하나인 향신료에서 따왔음을 알 수 있습니다. 스파이스는 일종의 '신경활성물질'의 능력으로 사람의 '예지력'을 올려주며 장기간 복용하면 인간의 수명을 3~400년까지로 늘려주는 놀라운 효과를 보여줍니다.

현대 의학적으로 생각하면, 지능을 높여주고 집중력을 높여주는 (시냅스 형성을 촉진하고, 일종의 각성 작용이 병용) 향정신성의학품이죠. 더불어 항노화(항산화) 작용도 나타내는 아주 신비한 물질입니다. 이러한 엄청난 능력을 지녔기에 영화 속에서 스파이스에 대한 수요는

넘쳐났고, 그 가격 역시 엄청납니다.

물론 중독이라는 치명적인 부작용이 있어, 이미 중독된 사람이 갑자기 스파이스 섭취를 중단하면 얼마 버티지 못하고 사망하게 된다는 것으로 보아 '마약'과 같은 위험성도 보입니다. 이 외에도 항법사들의 신체가 변형되는 것을 보면 유전자에도 힘이 작용하는 것 같습니다.

이 신비한 물질 스파이스는 사막 행성인 '아라키스'에서만 생성되는데, 이 행성에 사는 모래벌레가 성장하는 과정에서 나옵니다. 모래벌레는 다 성장하면 '샤이 훌루드'라고 불리는 거대한 성체가 됩니다. 탈피할 때 나오는 가루를 정제하면 스파이스가 되는 것입니다. 이 모래벌레는 스파이스와 더불어 산소도 만들어내는, 위험하지만 고마운 존재입니다.

이 벌레는 물에 닿으면 죽기 때문에 아라키스는 푸른 행성으로 녹화되지 못하고 사막화를 유지합니다. 그러나 이 행성의 원주민 격인 '프레멘'들은 외계에서 온 구원자(영화 속에서는 '리산 알 가입'이라 불리는)가 와서 행성을 푸르게 만들어주길 기다립니다.

프레멘 부족들은 아라키스 모래 바람 속에 퍼진 스파이스에 항시 노출되기에, 일종의 중독 상태로 지냅니다. 중독되면 한 가지 특징을 드러냅니다. 파랗게 빛나는 눈, '이바드의 눈'이라고도 불리는 것이 바로 그것입니다. 실제로 눈이 파랗게 빛나는 사람을 보면 약간 무서울 것 같네요. 하지만 〈듄〉 세계관에서는 신비감을 높여주는 장치라는 생각도 듭니다. 실제로 눈의 공막(흰자위)이 푸르게 보이는 질환들이 몇 가지 있지만, 영화 속에 나오는 정도로 빛나기까지 하는 질환은 없으므로 판타지적인 요소라고 생각하시면 되겠습니다.

〈듄〉과 그리스 신화 세계관과의 연결고리

〈듄〉의 세계관에 대해 설명하고 나니 제가 말하고 싶던 아트레이드 가문과 그리스 신화의 연관성은 이제야 언급할 수 있게 되었습니다.

이번 〈듄〉의 주인공은 '폴'과 그가 속한 아트레이드 가문이라고 할 수 있습니다. 영화에서 반복적으로 언급되며 중요하게 다뤄지는, 구원자(초인) 또는 선지자적인 존재를 의미하는 '퀴사츠 해더락'을 중심으로 생각하면 전반적인 분위기는 기독교나 이슬람교와 같은 일신교 신앙에 대해 주로 다루는 듯 보입니다.

주인공의 이름인 폴Paul도 기독교의 성인 사도 바울을 연상시킵니다. 그의 어머니인 제시카의 이름도 따져보면 성경 속 이스가 Iscah/Iskah가 그 기원이며 뜻은 '앞을 내다본다'라고 합니다. 살육을 피해 사막으로 도망가는 모자의 모습은 헤롯왕의 영아 살해로부터 피신하던 성모 마리아, 광야로 나가던 예수의 모습을 떠올려볼 여지도 있다는 생각이 드니까요.

반면에 가문의 이름과 폴의 아버지의 이름인 레토, 그리고 그의 조부가 행했던 '투우'를 떠올리면 그리스 신화와의 연관성이 강하게 느껴집니다.

우선 '아트레이드'라는 가문 이름 자체가 그리스 신화 속에 등장하는 영웅 중의 하나인 '아트레우스'라는 인물의 자손들을 의미하는 단어입니다. 아트레우스는 미케네의 왕이자 트로이 전쟁의 주역인 아가멤논과 스파르타의 왕이자 미녀 헬레네의 남편인 메넬라오스의 아버지이기도 합니다. 이렇게만 기술하면 유명한 왕가의 시조 정도로만 보이지만, 이 왕가는 사실 굉장히 막장 가족사를 자랑합니다. 앞으로의 내용을 보시면 '사이코패스 가족의 연대기'처럼 느껴질 정도니까요.

아트레우스의 할아버지는 그리스 신화 속 유명한 죄인인 탄탈로스인데, 탄탈로스는 신들을 시험하기 위해 자기 아들인 펠롭스를 죽여서 그 고기로 요리를 만들어 신들의 연회에 내놓습니다. 당연히 신들은 탄탈로스의 끔찍한 범죄를 눈치 채고 그 요리를 먹지 않죠. 당시 딸이 실종되어 정신이 없었던 데메테르 여신만 그 고기를 조금 집어먹고, 이로 인해 펠롭스를 되살렸을 때 어깨 부분의 살이 부족하여 상아로 채워주었다고 합니다.

친부에게 죽임을 당했던 펠롭스는 신들의 권능으로 다시 살아나

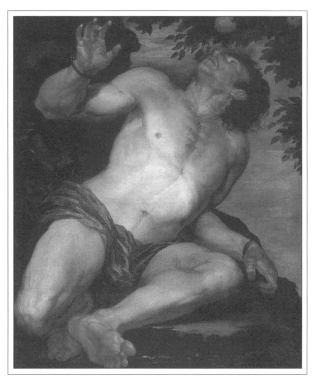

영원의 형벌을 받고 있는 탄탈로스. 배고파서 열매를 먹으려 하면 나무가 들려 올라가 손에 닿지 않고, 목이 말라 물을 마시려 고개를 숙이면 물이 줄어든다.

고, 탄탈로스는 헤르메스에 의해 타르타로스로 연행됩니다.

이후로 펠롭스의 자손들은 어깨 부분의 피부가 유난히 하얗게 보였다는 전설도 내려옵니다. 의사로서 보면 피부 색소의 문제로 발생하는 질환인 '백반증'을 떠올리게 하는 묘사입니다. 그리고 천인공노할 짓을 저지른 탄탈로스는 신들의 노여움을 샀고, 타르타로스에 갇혀 영원히 기아와 목마름에 시달리게 되었다고 합니다.

할아버지가 이미 타르타로스에 갇힌 죄인인 것부터 범상치 않은데, 아트레우스의 아버지인 펠롭스 역시 장인을 죽이고 히포다메이아라는 여성과 결혼합니다. 그 과정에서 여러 불미스러운 사건을 일으키죠.

펠롭스는 히포다메이아와의 사이에서 아트레우스 외에도 수많은 아이들을 얻었으며, 다른 여성과의 사이에서 '크리시포스'라는 아름다운 아들을 얻기도 합니다. 크리시포스는 미소년으로 유명했으나 훗날 테베의 왕이자 오이디푸스의 아버지인 라이오스로부터 죽임

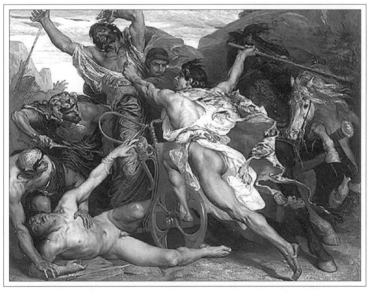

자신의 아버지인 줄 모르고 라이오스를 죽이게 되는 오이디푸스.

을 당합니다. 성범죄를 당해서 자살했다는 이야기도 있습니다. 그로 인해 라이오스는 '자식에게 죽임을 당하라는 저주'를 펠롭스에게서 듣게 됩니다. 오이디푸스 콤플렉스로 이어지는 나비효과랄까요.

아트레우스와 친동생인 티에스테스는 미케네 왕국의 왕위를 두고 다투다가, 티에스테스는 아트레우스의 부인과 간통하기도 합니다. 아트레우스는 보복으로 티에스테스의 아이들, 즉 조카들을 죽여 요리로 만들어 먹이는 등의 막장 행각을 이어갑니다. 이쯤 되면 이 집안은 서로를 요리로 만드는 가풍이 있나 싶을 정도죠.

아트레우스는 동생과의 피비린내 나는 다툼 끝에 미케네의 왕위는 차지했으나, 결국에는 티에스테스의 아들인 아이기스토스부터 죽임을 당합니다. 이 부분도 또 막장인데, 딸과 아이를 낳으면 아트레우스를 죽일 수 있다는 신탁을 들어 자신의 딸인 펠로피아를 겁탈하여 낳은 아들이 티에스테스의 아들이죠.

그나마 아트레우스의 미케네 왕위는, 그의 아들인 아가멤논에게 이어집니다. 하지만 아가멤논은 자신의 부인인 클리타임네스트라에게 살해당합니다. 이때 그녀와 함께 살해 모의를 한 것이 바로 위에 나온 아이기스토스입니다. 클리타임네스트라는 자신의 아들인 오레스테스에게 죽임을 당합니다.

오레스테스는 친모 살해 죄로 신들의 벌을 받아 복수의 여신들에게 쫓기게 됩니다. 아폴론의 신탁을 수행하고 나서야 겨우 이 벌

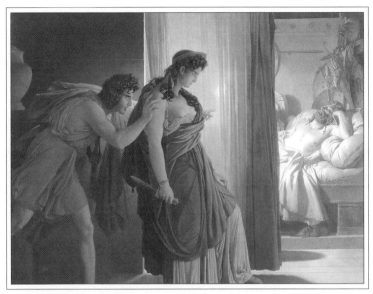

아가멤논을 죽이려고 하는 클리타임네스트라. 그녀의 뒤에 보이는 아이기스토스의 모습.

에서 벗어나게 되고, 오레스테스의 대에 이르러 아트레우스 가문
의 혼돈은 겨우 잠잠해집니다.

영화 〈듄〉 속의 훈훈하고 개념 있는 아트레이드 가문의 모습만
보면, 진짜 가문의 이름을 저 막장 가족사가 담긴 집안에서 따온 것
이 맞나 하는 의문이 듭니다. 하지만 〈듄〉의 원작 소설 속에서 '자
신들의 뿌리가 그리스인들이다, 조상 중에 아가멤논이 있다'와 같
은 언급이 나오는 것을 보면 맞는 듯합니다.

현대 사람들이 아무리 막장 가문의 성을 따오거나 이상한 가문

의 먼 후손이라고 해도 그들의 행동을 다 따라하지 않듯, 먼 조상
이 아트레우스라고 해서 〈듄〉 시대의 아트레이드 가문이 막장일 이
유는 없는 것이겠죠.

아마 도덕성과는 별개로 고대 그리스의 시조 격인 왕가이기에,
〈듄〉의 주인공 가문 이름으로 설정된 것일 수도 있겠습니다. 아니
면 가문의 비극적인 운명을 암시하기 위해 가져온 이름일 수도 있
고요.

폴의 아버지의 이름인 '레토' 역시 그리스 신화 속에 나오는 이
름인데, 바로 아폴론과 아르테미스의 어머니인 '레토 여신'의 이름
에서 따온 것이 아닌가 싶습니다.

레토 여신은 티탄 신족의 한 명으로, 특별한 능력이 알려진 바는
없으나 제우스와의 사이에서 위대한 쌍둥이 아폴론과 아르테미스
를 낳았습니다. 이 남매는 올림푸스 12주 신들 중에서 가장 유명한
신들이기도 하며, 각각 태양과 달을 상징하는 존재들이기에 그들
의 어머니인 레토 역시 존재감을 얻었죠.

레토 아트레이드 공작 역시 본인의 등장은 짧지만, 뛰어난 남매
의 아버지란 점에서 레토 여신과 닮은 것 같습니다. 자식들 덕분에
후에 크게 숭배될 것이라는 대사도 나오니 더욱 공통점이 있어 보
입니다.

폴의 할아버지인 선대 아트레이드 공작에 대해서는 '소와 싸우

다가 뿔에 찔려 죽었다'라는 정도만 언급되고, 그와 싸운 것으로 보이는 소의 머리 박제와 '투우하는 모습을 묘사한 장식품'만이 종종 등장합니다.

그런데 그 소가 사실 그냥 황소가 아니라 '살루사 세쿤더스Salusa Secundus'입니다. 이는 코리노 황제 가문의 모성이자 '사다우카'라고 하는 황제 직속 특수부대를 키우는 행성에서 나온 품종으로 보이는 살루사 황소이죠. 결국 황제 가문에 의해 아트레이드 가문이 큰 화를 입는 미래를 암시하는 것일 수도 있습니다.

한편으로, '소와 싸운다'라는 점은 그리스 신화 속 영웅 테세우스와 미노타우르스의 싸움을 떠올리게 합니다. 소의 머리와 인간의 몸으로 이루어진 괴수들의 싸움이죠. 여기서 재미있는 점은 테세우스 역시 아트레이드 가문과 관련되어 있다는 것입니다.

테세우스의 어머니인 아이트라 왕비는, 아트레우스의 형제 중 하나인 피테우스의 딸입니다. 테세우스 역시 아트레이드의 방계여서인지 상당히 복잡한 가족사와 비극적인 운명을 겪습니다. 자신의 아들을 두 번째 부인의 모함에 속아 해치고 나중에는 자신이 다스리던 아테네에서도 축출당해 여기저기를 떠돌다가 암살로 생을 마감하게 되니까요.

이처럼 〈듄〉과 그리스 신화의 연관성 그리고 영화 속의 의학적인 요소를 떠올릴 수 있다면, 이 영화를 조금 더 재미있게 감상할 것입니다.

특히 〈듄〉의 세계관에는 우리가 익히 아는 여러 문명과 문화에 대한 비유가 잔뜩 들어 있어서 흥미롭습니다. 저의 경우는 '아트레이드'라는 가문 이름을 듣는 순간, 그리스 신화 속 이야기가 떠올라서 굉장히 반가웠습니다.

독자들도 우리의 과거를 닮은 미래의 이야기인 〈듄〉의 세계를 즐겨 보길 바랍니다.

복숭아 알레르기와 함께
시작되는 핏빛 파멸
〈기생충〉

제가 히어로물을 좋아해서인지, 〈기생충〉을 보면 히어로물 같다는
생각이 듭니다. 기택의 가족이 각자의 특기를 살려서 박 사장의 집
으로 침투하는 과정이 마치 2012년에 개봉했던 〈도둑들〉 같은 느
낌도 살짝 들죠.

물론 그들의 특기가 모두 사기에 활용된다는 점에서 영웅이라기
보다는 악당에 가깝지만요. 그럼에도 기택 가족이 박 사장의 가족
들을 속이고 매혹시키는 모습이 흥미진진하다는 점만은 부정할 수
없습니다.

틀림없이 나쁜 짓을 하고 있음에도, 재기발랄하다는 느낌을 받
을 만큼 기택 가족의 사기 행각은 흥미롭게 진행됩니다. 박 사장
가족에게도 나름의 만족감을 안겨주는 방식이라는 점에서 '기생'
이 아니라 '공생'이 아닌가 싶은 착각이 들 정도입니다.

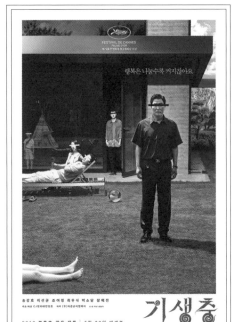

기생충

Parasite, 2019

봉준호 연출, 송강호 외 출연

그러나 결국 그들의 행각은 기생이며, 악행으로 드러납니다. 영화 속에서는 그러한 행동에는 반드시 대가가 따른다는 교훈을 주는 지점이 존재합니다. 바로, 박 사장 가족의 집에서 일하던 입주 가정부, 국문광이 쫓겨나는 순간이죠.

기택의 아들 기우는 과외선생으로, 딸 기정은 미술치료로, 기택은 운전기사로 박 사장네에 취업을 합니다. 그 과정에서 애인과 애정행각을 벌였다는 누명을 쓰고 운전기사는 해고를 당합니다. 그때까지만 해도 운전기사라는 피해자가 존재하긴 하지만, 신체적 위해를 받는 사람은 없었습니다.

그런데, 기택 가족이 국문광을 내쫓을 때는 그녀가 지닌 '복숭아 알레르기'[1]를 이용하는 모습을 보이는데, 국문광의 알레르기 반응이 매우 심하다는 정보를 알면서도 알레르기 반응이 일어나도록 주저함 없이 행동합니다.

이러한 행각은 이들 가족이 단순히 사기꾼임을 넘어 타인의 목숨에 위협을 가하는 일에도 아무런 죄책감이 없는 정신 상태임을 시사합니다. 〈기생충〉이라는 영화의 결말이 비극에 이를 것임을 암시하는 부분이기도 합니다.

국문광은 이들 가족이 뿌린 복숭아 껍질 가루로 인해 천식 발작을 방불케 하는 심각한 기침을 합니다. 기택의 가족은 핫소스를 이용하여 '활동성 결핵'으로 인한 각혈을 하는 환자로 국문광에게 누명을 씌우죠. 의사인 제 관점에서는 '의학 지식을 나쁜 쪽으로 활용하면 어떠한 참사를 일으킬 수 있는지'를 보여주는 반면교사 같은 장면이었습니다.

이에 더해, 실제로 복숭아 알레르기가 있는 환자들이 복숭아 껍질의 가루와 접촉했을 때 영화 속의 국문광과 같은 심한 알레르기 반응이 나올 수 있는지 의문이 들 수 있습니다.[2]

외국 영화를 보면 '땅콩 알레르기'로 사망하는 사람들이 종종 등장하는데, 복숭아 알레르기도 심각한 아나필락시스 반응을 일으키는 경우가 있다고 알려져 있습니다.

복숭아 알레르기로 풀어보는 파멸의 이유

복숭아에는 여러 종류의 알레르기 항원Allergen이 존재하는데, 그중에서 껍질에 많이 분포하고 있는 것은 'Pru p3'이며, 이 항원에 감작Sensitization이 된 사람들은 입 주위가 가볍게 붓고 간지러운 구강 알레르기 증후군만을 경험할 수도 있습니다. 전신에 발생하는 두드러기, 혈관부종, 천식 발작 그리고 아나필락시스와 같은 치명적인 증상까지 나타나기도 합니다. 감작은 외부에 들어온 물질에 대한 항체가 만들어지는 과정입니다. 특정 물질에 대해 감작이 되면 이후 다시 같은 물질이 들어왔을 때 알레르기 반응이 일어나게 됩니다.

이 항원에 감작된 사람들은 비슷한 항원을 지닌 과일류(사과, 자두, 체리 등), 채소류(아스파라거스, 토마토, 양파, 당근, 상추, 옥수수 등) 그리고 견과류(호두, 헤이즐넛, 아몬드, 땅콩 등)에도 교차 반응을 보일 수 있다고 알려져 있습니다.

영화 속 국문광의 경우 복숭아 외에는 아주 심각한 알레르기 반응이 안 나타나는 것처럼 묘사되는데, 알고 보면 다른 식품들을 교묘히 덜 접촉하도록 노력하고 있었을지도 모릅니다.

예를 들어, 기욱과 다혜가 과외를 하는 동안 국문광이 그들에게 가져다주는 과일 중에는 '멜론'이 있습니다. 멜론의 경우에는 오이와 가까운 계통이라 복숭아와는 알레르기 항원의 종류가 달라서 국문광처럼 복숭아 알레르기 환자에게서도 알레르기 반응을 일으키지 않게 됩니다. 자문이 들어갔는지 모르겠으나 나름의 의학 고증이 들어간 부분이란 생각이 들었던 장면입니다.

이러한 알레르기 반응에 대해서는 증상에 대한 처치와 면역 치료가 중요하지만, 우선은 알레르기 항원을 피하는 것이 가장 중요합니다. 본인이 알레르기가 있는 경우에도는 스스로 인지하고 조심해야 합니다. 더불어 주위 사람도 알레르기 항원을 피할 수 있도록 도와주고 알레르기 반응을 일으킬 수 있는 식품을 권하는 행위는 절대 금해야 할 것입니다.

의학적인 관점을 제하고 봤을 때, 동양에서 복숭아란 과일은 '서왕모가 돌보는 나무에서 나오는 불로장생의 힘을 지닌 신비로운 음식'입니다. 동양의 낙원인 무릉도원도 복숭아나무가 가득한 곳으로 묘사되죠. 그래서 생명력을 상징하는 복숭아에 대한 알레르기 반응은 영화 속에서 국문광의 사망을 예견하게 해주는 실마리라는 생각도 들었습니다. 그 생명의 과일을 가지고 직접적인 알레르기 반응을 일으키고, 핏빛 누명을 씌운 기정과 기택이 가장 큰 형벌(사망과 기약 없는 감금)을 받은 것 역시 당연한 결과처럼 보입니다.

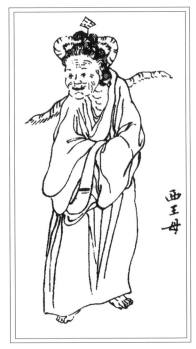

복숭아나무를 돌보는 전설 속의 서왕모.

〈기생충〉 속 기택 가족은 의학적으로도 비의학적인 의미로도 진정한 악당입니다. 그들의 음울한 최후는, 어찌 보면 '악(惡)'이라는 항원에 감작된 자들에게 일어난 아나필락시스 반응 같은 것일지도 모릅니다.

2장

그들은 왜 그렇게
아파했을까

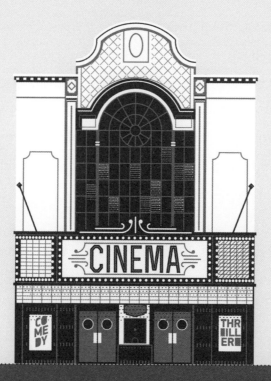

상상임신이 불러온
말 못할 비극의 실체

〈올드보이〉

제가 가장 좋아하는 한국 영화 중 하나는 2003년 박찬욱 감독의 작품인 〈올드보이〉입니다. 제 기준에서 이 영화의 가장 큰 강점은 '봐도 봐도 새롭게 재미있고, 줄거리를 알고 보더라도 전혀 지루하지 않다'는 것입니다.

이미 영화가 나온 지 20년이 지났음에도, 특별하게 촌스럽거나 이상한 부분이 없습니다. 감독의 역량과 배우들의 연기가 워낙 뛰어나기에 가능한 일이기도 하지만, 영화의 내용 자체에 고전 중의 고전 그리스 비극이 녹아 있기에 시간을 초월하여 더 흥미진진하다는 생각이 듭니다.

이 영화의 모티프가 그리스 비극인 '오이디푸스 왕(소포클레스의 작품)'임은 이미 잘 알려져 있습니다. 주인공인 오대수의 이름부터

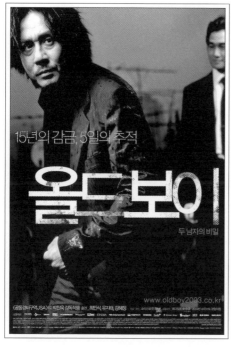

올드보이

Oldboy, 2003

박찬욱 연출, 최민식 외 출연

가 '오이디푸스'를 음차해서 만든 것이라고 하니까요.

이제까지 〈올드보이〉와 그리스 비극과의 연관성을 몰랐던 사람이라도, 희곡 〈오이디푸스 왕〉의 내용을 찾아본다면 금방 '아, 두 작품이 많이 닮아 있구나!'라는 생각을 할 것입니다.

두 작품 모두 '비극적인 운명', '그 운명에 얽힌 인간의 고뇌', 그리고 '복수'에 대해 다루고 있으며, 중요한 소재로 '근친상간'이 사용되죠.

그런데 영화를 몇 번 보다 보면, 근친상간이라는 소재가 들어갈 뿐이지 오이디푸스왕의 이야기와는 여러모로 다르다는 생각 또한 듭니다.

신이 인간에게 내리는 벌

소시민인 오대수는 영문도 모른 채 15년 동안이나 갇혔다가 풀려납니다. 이 부분에서 의사의 관점으로 보자면 15년 동안 군만두만 먹이면서도 건강관리를 어떤 식으로 해준 것인지에 대한 의문이 들기도 합니다.

최면과 기타 안배를 통해 오대수와 딸이 근친상간에 이르도록 만드는 '이우진'은 거대한 능력을 보입니다. 거의 그리스 신화 속의 신과 다를 바 없죠. 하지만 '신탁' 외에는 인간 세상에 개입을 별로 하지 않는 오이디푸스 왕 속 신들의 이야기와는 상당한 차이를 보입니다.

오대수가 딸과의 금지된 사랑에 빠지는 상황이 좀 더 작위적이고 강압적인 방법으로 이루어진다는 점에서, 도리어 '신화'적인 이야기들과 닮았다는 느낌을 받았습니다.

그리스 신화 속에는 인간이 '신들에 관한 말을 잘못하여 벌을 받는 이야기'와 '신의 은밀한 모습을 엿보았다가 참변을 당하는 이야기'가 있습니다. '말'과 '엿보기' 모두 오대수가 비극에 휘말리게 되는 이유와 닿아 있죠. 전자는 '니오베'의 이야기이고, 후자는 '악타이온'의 이야기입니다.

니오베는 신들에게 자신의 아들을 요리해서 먹였다가 타르타로스로 떨어지게 된 탄탈로스의 딸이며, 테베의 왕비이기도 합니다.

아버지를 닮아 신에 대한 공경심이 부족했던 탓인지, 그녀는 자신이 낳은 14명의 아이들을 매우 자랑스러워하며 "나는 7명의 아들과 7명의 딸이 있으니, 아들과 딸 한 명씩밖에 없는 레토 여신(아폴론과 아르테미스의 어머니)보다 더 훌륭하다!"라고 잘난 체를 하고 말았습니다.

현대 같으면 그냥 자랑일 뿐이지만, 고대 그리스에서 이것은 신에 대한 커다란 불경이기에 레토 여신의 분노를 사게 됩니다. 그리하여 분노한 자신들의 어머니를 위해 아폴론과 아르테미스가 화살을 날려 니오베의 모든 자식들을 죽입니다. 결국 슬픔에 빠진 니오베는 돌로 변해버리죠.

악타이온은 어땠을까요? 악타이온은 테베의 건국 왕인 카드모스의 손자였고 훌륭한 사냥꾼이었습니다. 어느 날, 자신의 사냥개들을 데리고 숲속을 헤매다가 우연히 아르테미스 여신이 님프들과 목욕하는 장면을 보고 말았습니다.

고의는 아니었지만 여신의. 그것도 처녀로 살기로 맹세한 여신

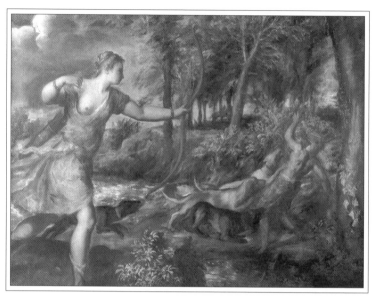

아르테미스가 목욕하는 모습을 보았다가 사슴으로 변하는 저주를 받은 악타이온.
그런 악타이온을 죽여버린 아르테미스.

나체를 보았기에, 악타이온은 아르테미스의 저주를 받게 됩니다. 아르테미스는 화가 나서 악타이온에게 물을 뿌리며 "어디 한 번 네가 아르테미스 여신의 알몸을 보았다고 떠들어 보아라!"라고 소리쳤고, 물을 맞은 악타이온은 '사슴'으로 변하게 됩니다. 그리고 자신이 기르던 사냥개들에게 잡혀 참혹한 죽음을 맞이하게 되죠.

영화 속 오대수가 처한 상황을 보면, 이 두 비극과 매우 흡사합니다. '이우진'과 그 누나 사이의 비밀스러운 광경을 목격(악타이온)

하고 그것을 경솔하게 떠벌렸기에(니오베), 보통 사람은 견뎌낼 수 없을 끔찍한 고통(아내는 살해당하고 딸은 실종=니오베의 상황, 혀를 자르는=악타이온의 신체 훼손)을 당하게 되기 때문입니다.

이 신화들과 함께 생각하면, 〈올드보이〉의 오대수가 당하는 고통은 '신이 인간에게 내리는 벌'에 더 가깝다고 생각됩니다.

이우진의 감정을 빼고 멀리서 보면, 오대수의 잘못이 과연 그 정도의 벌을 받을 일인지 어리둥절해지기도 합니다. '타인의 비밀스러운 일'에 대해서는 함구하는 것이 미덕이지만, 아직 어린 시절의 오대수에게 '학교에서 우연히 목격한 은밀한 광경'은 매우 큰 자극이었죠. 친구에게 그에 대한 이야기를 좀 한다고 큰일이 난다는 생각은 하지 못했을 가능성이 높습니다.

정말 '우연히 은밀한 광경을 목격'하고 '별 생각 없이 말을 내뱉었을 뿐'인 것이죠. 신화 속의 니오베나 악타이온이 저질렀던 잘못의 수준과 비슷합니다.

그런데 여기서 〈올드보이〉라는 작품을 그리스 신화와 동치하고, 이우진과 그 누나를 일종의 '신격'으로 생각한다면 이러한 복수는 굉장히 합당해집니다. '감히 신의 은밀한 모습을 엿보고, 신에 대해 함부로 말하는 자'는 그리스 신화 속에서 비참한 최후를 맞이하는 것이 매우 당연하기 때문입니다. 영화 〈올드보이〉는 인간 대 인간의 복수극으로 보이지만 사실은 '신이 인간에게 벌을 내리는 형벌'에 더 가깝다고 생각해볼 수도 있는 것이죠.

영화 속의 복수자 이우진은 인간이지만, 사실 굉장히 비현실적으로 강한 권력을 가지고 있습니다. 아무리 돈으로 안 되는 것이 없는 현대 자본주의 사회라고 해도, 자신들에 대한 이야기를 퍼뜨린 사람이 오대수라는 사실을 알아내고 15년에 걸쳐 감금했으니까요. 여러 상황을 자신이 원하는 방향대로 움직일 수 있다는 뜻은, 앞서 이야기했듯 신의 힘에 더 가까워 보입니다.

영화 속 이우진의 모습이 아름답고 완벽하며, 사는 곳도 고층의 펜트하우스라는 점에서 올림포스의 신들처럼 보이기도 합니다. 이러한 신적인 존재가 하필이면 '남매간의 사랑이라는 금단의 관계'에 빠졌고, 자신의 누이와 함께 부적절한 행위를 하는 모습을 '인간 오대수'에게 들켜버립니다. 그리고 결국 불미스러운 소문이 나버리게 되죠.

오대수가 그 광경에서 제대로 본 것은 이우진의 누나였던 이수아의 얼굴뿐이었습니다. 이우진은 등만 보였기에 결국은 이수아에게 애인이 있고 학교에서 애정행각을 벌였다는 식으로 소문이 나게 됩니다. 나중엔 살이 붙어 굉장히 문란한 여자애라는 식으로 추문이 붙습니다.

학교 내에서 학생끼리 애정행각을 벌였다는 것은 요즘도 문제가 될 수 있는 소문이지만, 극중 배경이 대충 1970년대 후반 정도인 것을 고려하면 그 시대에 그런 소문은 더욱 치명적일 수밖에 없었겠죠. 예쁜 부잣집 소녀에 얽힌 소문이라 더 잘 퍼졌을 것도 같습니다. 그런데 여기서 나아가 '상상임신'이란 상황이 더해지며 이야기의 비극성은 더욱 커지게 됩니다.

이수아와 이우진의 집안이 원래 부유했다는 점을 고려하면, 소문이 났다는 상황 자체는 좋지 않지만 문제가 소문뿐이라면 무슨 수를 써서라도 무마해버릴 수도 있었을 것입니다. 그러나 이수아가 상상임신을 하게 되자 상황이 복잡하게 변해버립니다.

가짜 임신이 불러온 비극

상상임신Pseudocyesis에 대해 잠시 의학적으로 설명 드리자면, 임신하지 않은 여성이 자신이 임신했다고 강력하게 믿게 되는 일종의 정신병리적인 증후군이라고 볼 수 있습니다.[1] 물론 다른 내과적 질환 등은 없는지 감별도 필요합니다.

영문 병명부터가 가짜Pseudo와 임신Kyesis을 더해서 만들어진 것이니까요. 이 증상은 주로 결혼한 가임기 여성(임신을 간절히 원하는)에게 발생하지만, 미혼 여성(월경 전 여성도 포함), 폐경 후 여성, 그리고 아주 드물게는 남성에게서도 발생할 수 있다고 알려져 있습니다.[2, 3]

병명만 들으면 '상상인데 실제 임신과 구분이 어려울까?'라는 의문이 들겠지만, '정신질환 진단 및 통계 매뉴얼 5판DSM-V'에 나오

는 상상임신의 정의에는 여러 임신 증상이 동반됨을 명시하고 있습니다.[4]

배가 불러오고, 월경이 오지 않거나 생리양이 줄며, 태아가 움직이는 느낌이 듭니다. 실제로 가슴이 부풀고 모유가 나오거나, 출산 예정일(본인이 계산한)에 진통이 오는 경우도 있습니다. 여러 원인으로 임신할 가능성이 있거나 임신을 바라던 사람이라면 이러한 증상들로 인해 '자신이 임신했다'는 믿음이 강화될 수밖에 없습니다.

그리고 이 두 남매와는 상황이 좀 다르지만, 아버지에 의한 근친 성범죄로 인해 16세 여성이 상상임신을 한 사례도 있습니다.[5] 원인은 달라도 근친 성범죄와 불미스러운 소문처럼 스트레스가 극심한 상황이 상상임신 상황을 초래한다는 점에서는 두 사례가 비슷하다고 보여집니다.

게다가 초음파나 임신호르몬 검사 등의 적절한 산부인과 진료를 받을 수 없는 상황이라면, 임신 여부에 대해 정확히 확인할 수 없으므로 더더욱 자신이 임신했다고 믿을 수밖에 없겠죠.

영화 속의 이수아 역시 상상임신 증상들이 나타나고, 1970년대 한국 고등학생이란 정황상 산부인과에 방문할 방법도 없으니 자신이 임신했다고 믿고 큰 괴로움에 빠질 수밖에 없었을 것입니다.

학생이 임신한 것도 문제인데, 상대가 자신의 남동생이니 그 누구에게도 밝힐 수 없죠. 그래서 결국 그녀는 댐에서 투신자살을 결심합니다. 단순히 혼자 뛰어내리는 것도 아니고, 자신의 동생이자 연인인 이우진이 보는 앞에서 그의 손을 뿌리치며 추락하죠. 저는 근친상간이 들킬 공포에 질렸을 이우진도 반쯤 동조해서 손을 놓았다고 보긴 합니다.

이 두 남매를 앞서 이야기해왔던 것처럼 신적인 존재로 본다면, 오대수라는 인간의 경솔하고 불경한 말에서 비롯된 '상상임신'으로 인해 그들의 신성이 훼손되고 '신계에서 나락으로 추락'하는 것으로도 해석이 가능할 것 같습니다.

어쨌든 〈올드보이〉에서는 상상임신이라는 의학적인 요소가 이 고대 그리스 비극 같은 이야기의 시발점이라고 볼 수 있습니다.

의사로서 상당히 안타까웠던 지점은 사실 상상임신이었기에 검사만 했다면, 이수아의 자살이라는 상황까지는 일어나지 않았을 거라는 점입니다. 아무튼 이 남매가 처했던 여러 환경이 상상임신과 실제 임신과 구분할 기회를 주지 않았고, 결국 둘만의 낙원은 부서지게 됩니다.

또한 상상임신이었기에 '태아' 대신 '이수아의 죽음과 복수'만이 잉태되었고, 홀로 남게 된 이우진은 분노한 신으로서 '경솔하게 말을 내뱉은 인간 오대수'에게 무서운 벌을 내리게 되는 것이죠.

제 생각에 이우진과 이수아가 모두 그 사건 없이 성인이 되었다면, 이우진에게 큰 힘이 있기에 은밀하게 둘이서 살아갔을 가능성

도 있었다고 봅니다. 올림포스의 신들처럼 다른 인간들이 그들의
사랑을 눈치 채지 못하게 잘 살았을 수도 있었겠죠. 물론 둘의 관계
를 끝내고 각자 살아갔을 수도 있고요.

종반부에 이르러 영화는 다시 희곡 〈오이디푸스 왕〉의 흐름과
흡사해집니다.

이우진은 〈오이디푸스 왕〉 속의 신탁처럼 오대수에게 자신들 남
매와 관련된 모든 것을 밝히고, 오대수도 자신의 딸과 사랑하게 되
었음을 알려줍니다.

이때 자신의 눈을 찌른 오이디푸스처럼 오대수도 스스로 혀를
잘라버리죠. 오대수의 비참한 모습을 지켜보던 이우진은 신이 인
간에게 묻는 듯한 느낌으로 질문을 던집니다.

"누나하고 난, 다 알면서도 사랑했어요. 너희도 그럴 수 있을
까?"

이후에 이우진은 엘리베이터 안에서 자살을 하고(인간 세계에서의
퇴장) 오대수는 최면술사에게 부탁해 미도가 자신의 딸이라는 기억
을 지워버리는 선택을 함으로써 이우진과 오대수는 신과 인간이라
는 대비를 보여줍니다.

어찌 보면 〈올드보이〉는 인간은 망각할 수 있기에 괴로움도 잊
고 앞을 바라보며 살아갈 수 있고, 신은 망각할 수 없기에 분노의

원인에 대해 반드시 '복수'를 행해야만 한다는 사실을 보여준 것은 아닐까요?

이 영화도, 영화 속 임신도 모두 '상상'이라는 점이 새삼 미묘하다고 느끼며 감상을 마무리 지어봅니다.

엄마 잃은 아이가 겪는
신비한 애도의 여정

〈그대들은 어떻게 살 것인가〉

애도(哀悼, Bereavement)란 상실에 대한 반응으로 나타나는 심리적 현상입니다. 사랑하는 가족, 친구, 지인 또는 그에 준하는 존재들을 잃어버린 사람들이 슬픔을 표하고 세상에 적응하는 과정에서 나타낼 수 있는 다양한 과정들을 의미합니다. 반드시 누군가의 죽음이 아닌 헤어짐이나, 실직, 고향에서 먼 곳으로의 이사 등도 애도 반응을 불러일으킬 수 있습니다.

애도의 네 단계

영국의 정신건강의학과 의사이자 심리학자인 존 보울비John Bowlby에 따르면 애도 반응은 네 단계를 거칩니다. 첫 번째 단계에서는 크게 충격을 받고 오히려 슬픔에 대해 무감각해지는 양상이 나타납니다. 상실에 대한 부정과 분노가 나타나기도 하는데, 갑작스럽게 상실을 겪는 경우에는 이 단계를 더 길게 경험하기도 합니다. 상실이나 헤어짐이 예정되었다면 사건이 발생하기 전부터 이 단계를 거치기도 합니다.

두 번째 단계는 상실한 대상을 그리워하며 되찾고 싶어 하는 단계입니다. 잃어버린 대상과 관련된 사람들을 찾거나, 헤어진 대상이 있다면 그와 연락을 시도하기도 합니다. 이 과정에서도 좌절감, 분노, 우울 등의 감정을 느낄 수 있습니다.

세 번째 단계는 상실을 인정하고 절망을 경험하는 단계입니다. 이 시기에는 세상의 모든 일에 흥미를 잃거나 식욕이 떨어지고 잠을 이루지 못하는 증상들을 겪을 수 있습니다.

네 번째 단계는 일종의 회복기로 자기 자신을 추스르고 일상을 되찾는 과정입니다. 이 시기에는 자신이 떠나보낸 사람에 대한 추억을 떠올리며, 슬픔도 느끼지만 기쁜 일도 생각하며 이전보다 평온한 기분으로 지낼 수 있게 됩니다.

이러한 애도 반응은 정상적으로도 6개월에서 1년 이상 지속되기도 하며, 일부 감정들은 1~2년 이상 남는다고 합니다. 정상적인 애도 반응의 경우에는 특별한 치료를 필요로 하지 않습니다. 시간이 흐르면서 사람들이 자신이 겪은 상실에 대해 적응하기 때문입니다. 그러나 일부에서는 상실 이후에 나타나는 우울, 불면, 불안, 피로와 의욕 저하, 식욕 부진, 죄책감, 흥미 감소 등이 만성적으로 이어지는 경우도 있습니다. 이럴 때는 우울증에 대한 정확한 진단과 치료를 받는 것이 필요합니다.

상실에 대한 슬픔은 성인들만 느끼는 것이 아니라 아직 성장기인 어린이나 청소년들도 겪을 수 있습니다. 오히려 성인에 비해 작은 세계 속에 살고 있는 어린아이들일수록, 소중한 사람을 잃었을 때의 충격이 더욱 클 수밖에 없습니다.[1] 가족이나 친구의 죽음 또는 그들과 헤어지는 일이 인생을 뒤흔드는 폭풍처럼 느껴지고, 그런 사건으로 인해 세상이 무너지는 듯한 충격을 받기도 합니다.[2]

그래서 어린이나 청소년이 주인공으로 등장하는 작품에서는 '상실에 대한 슬픔'을 다루는 경우가 많습니다. 충격적인 '상실' 사건을 기점으로 새로운 사람들을 만난다든가, 판타지적인 경험을 하거나, 전혀 다른 세상으로 떠나게 된다는 식의 이야기들은 셀 수 없이 많습니다. 특히 어린아이들이 주 시청자층이 되는 경향이 있는 애니메이션 중에서 이런 내용을 담은 작품들을 많이 찾아볼 수 있습니다.[3]

물론 성인이 주인공인 경우에도 어린 시절의 상실에 큰 영향을 받아 인생의 방향이 바뀐 사례를 다루는 작품들도 있죠. 예를 들면 영화 〈배트맨〉도 어린 시절에 부모를 강도에게 잃은 사건과 그로 인한 트라우마가 끊임없이 강조되며, 그 사건으로 인해 '복수자'의 성격을 띤 자경단이 되는 식으로 이야기가 흘러갑니다.

위대하고 신비한 애도의 여정

2023년 한국에 개봉했던 일본 애니메이션 중에는, 신기하게도 '아이들이 겪는 상실과 애도 반응'을 다루는 작품들이 주를 이루었습니다.

일본의 도호쿠 대지진 사건을 모티프로 하여 어머니와 다른 모든 희생자들을 위한 애도의 여정을 떠나는 소녀가 주인공인 〈스즈메의 문단속〉, 누구보다 자랑스러웠던 형의 죽음을 받아들이고 형을 넘어서는 소년의 모습이 담긴 〈더 퍼스트 슬램덩크〉, 어머니를 잃은 소년의 신비한 세계를 만나는 〈그대들은 어떻게 살 것인가〉가 있었죠. 이 세 작품 모두 어린 나이에 가족의 죽음이라는 커다란 상실을 겪은 아이들이 주인공으로 등장합니다.

그중에서도 〈그대들은 어떻게 살 것인가〉는 〈이웃집의 토토로〉〈센과 치히로의 행방불명〉〈하울의 움직이는 성〉 등으로 명성을 날린 지브리 스튜디오의 감독, 미야자키 하야오의 마지막 작품입니다. 이 작품은 전체가 '위대하고 신비한 애도의 여정'이라는 표현이 어울린다고 생각합니다.

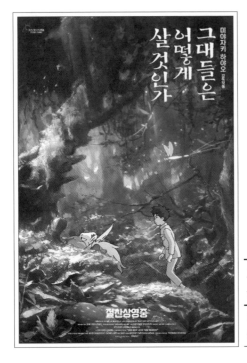

그대들은 어떻게 살 것인가

The Boy and the Heron, 2023

미야자키 하야오 연출,
산토키 소마 외 출연

제2차 세계대전 중 일본을 배경으로 하는 영화는, 병원에서 발생한 화재로 어머니를 잃은 소년 '마키 마히토'의 이야기를 다룹니다. 마히토라는 이름의 뜻은 '진실된 사람'입니다. 소년이 고향을 떠나 시골에 있는 외가로 와서 겪는 판타지 모험담이 이 애니메이션의 겉모습처럼 보입니다. 하지만 주인공이 겪는 모든 사건들을 하나씩 짚어보면 극에 등장하는 모든 것이 '어머니의 상실로 인해 발생하는 슬픔과 애도'에 대한 형상화입니다.

마히토는 열 살 남짓한 어린 나이에 가장 소중한 가족인 '어머니'를 화재라는 끔찍한 사고로 여의었습니다. 이 충격적인 사건에도 마히토가 특별히 떼를 쓰거나 우는 모습은 나오지 않습니다. 물론 전개상 생략되었을 수도 있겠으나, 극의 본격적인 시작 시점인 1년 뒤가 되도록 마히토는 너무 의젓하고 무덤덤한 모습만을 보입니다. 1년이나 지났으니 '어머니의 죽음을 이해하고 받아들인 것이 아닐까?'라고 생각할 수도 있지만, 영화가 진행될수록 애니메이션을 보는 우리 모두는 아이가 제대로 슬픔을 표현하지 않았다는 것을 알게 됩니다.

아마도 너무 갑작스러운 어머니의 죽음으로 애도 반응의 1단계가 상당히 길어진 것이 아닐까 추측됩니다. 이 상태에서 마히토는 낯선 곳으로 이사를 하고, 친구들과도 헤어지고, 새로운 가족들을 만나는 두 번째 충격을 받죠.

새로운 가족의 정체는 충격적일 수도 있는데, 바로 어머니의 여동생이었던 '이모'가 자신의 아버지와 결혼하여 '새어머니'가 되는 것이었습니다. 어머니와 너무 닮은 얼굴을 가진 사람을 갑자기 보는 것도 충격인데 '이모'에서 '새어머니'가 된다는 소식이라니요. 더불어 '이복동생'의 임신 소식까지 연달아 쏟아지니 혼란이 가중될 수밖에 없습니다.

마히토 아버지의 입장에서는 '아이가 빨리 어머니를 잃은 슬픔을 극복할 수 있게 도와준다'는 명목으로 아이를 토닥여줄 '새어머니'를 맞이하고, '어머니가 사망한 곳과 먼 곳'으로 이사를 한 것 같습니다. 마히토의 심리 상태를 제대로 이해하지 못하고 자기 중심적인 사고로 재혼과 이사를 강행한 어른이란 생각이 드는 대목이죠. 영화에서 마히토를 아끼는 모습이 여러 번 드러나긴 하지만, 1940년대의 아버지여서 그런지 아이의 감정에 대해서는 공감능력이 떨어져 보입니다.

외가에 도착한 뒤부터는 이모를 비롯한 집안의 사용인 할머니들이 마히토를 나름대로 살뜰히 챙겨주지만, 마히토는 계속 겉도는 모습을 보입니다. 그리고 꿈속에서는 불길에 휩싸인 어머니가 자신을 구해달라 외치는 모습을 보는 등, 어머니의 죽음을 인식하면서도 그로 인한 트라우마가 느껴지는 장면들이 등장합니다.

전학 간 학교에서도 아이들과 어울리지 못하고 싸우기도 하며, 집으로 돌아오는 길에는 급기야 돌로 자신의 머리를 치는 자해까지 감행합니다. 이 시기부터 더 이상 어머니와 만날 수 없음을 확실히 인지한 만큼 절망감이 올라와 분노와 좌절감을 표출합니다. 어머니를 잃은 슬픔이 얼마나 컸는지를 자신의 몸에 피가 흘러넘치는 상처를 내는 방식으로 표현한 것이죠.

이때부터는 마히토가 정말로 환상적인 존재들과 만나는 것인지, 머리를 다치고 일종의 꿈을 꾸고 있는 것인지 불분명해지는 신비한 전개가 시작됩니다.

외가에 온 뒤부터 보였던 푸른 왜가리가 갑자기 마히토의 방 창가로 찾아와 꿈속의 어머니처럼 "마히토 구해줘!"라고 외치더니, 외가 저택과 좀 떨어진 곳에 이상한 탑의 폐허로 오라는 초대 아닌 초대를 합니다. 이때 마히토는 목도를 휘두르며 왜가리에 대한 공격성을 표출하기도 합니다.

그리고 방안을 정리하다가 『그대들, 어떻게 살 것인가』라는 책을 발견하고, 책 안 쪽에서 어머니가 자신에게 남긴 글귀를 발견합니다.

'크게 자란 마히토 군에게 엄마가, 쇼와 12년 가을'.

이 글귀를 읽고 마히토는 눈물을 흘립니다. 이 모습이 어머니의 죽음에 대한 진정한 애도의 모습이 아니었을까 생각합니다. 마히토가 정말 하고 싶었던 진정한 애도 말이지요.

이후 자신을 신경 써주던 이모가 몸져누웠다가 홀연히 자리에서 일어나 탑의 폐허가 있는 숲속으로 사라지는 사건이 발생합니다. 사실 이 즈음부터는 어머니의 죽음을 확실히 인지하고 그로 인한 슬픔과 고통을 표출한 마히토가 새로운 가족을 받아들여야 하는, 애도 4단계로 넘어가는 과정이 표현된 듯한 장면들이 계속됩니다.

이모를 찾기 위해, 탑의 폐허를 통과해 신비한 세계로 넘어간 마히토는 '병원에 입원해 있던 모습'과 비슷한 생태로 누워 있는 어머니를 만납니다. 그러나 손을 대는 순간 녹아 없어지는 광경을 목도하죠. 그리고 더 아래 세계, 죽음을 상징하는 세계로 넘어갑니다.

그 신비한 세계에서 '거대한 무덤 유적'도 보고, 새로운 생명이 될 존재들인 '와라와라'와 그들을 잡아먹는 펠리칸들도 봅니다. 그리고 자신을 돌봐주던 할머니들 중 한 분의 젊은 시절도 만나서 여러 가지를 배우기도 하는 등 신비하고 다양한 경험들을 합니다. 이 과정에서 마히토는 '생명과 죽음은 이어진다' '나를 걱정하는 어른들이 있다'라는 점도 다시금 인식합니다.

마히토는 불을 다루는 신비한 소녀 '히미'도 만납니다. '히미'라는 소녀는 아주 강력한 불의 힘을 다루며, 마히토의 이모를 '출산을 앞둔 여동생'이라고 부릅니다. 히미가 바로 마히토 어머니의 어린 시절이었죠. 불의 힘을 다루는 히미를 만나고, 곤경에 처한 히미를 구해주기도 하고, 히미가 마히토를 구해주는 모험을 겪습니다. 마지막에 이 세계로 사라졌던 이모를 구하는 모든 행위 자체가 마히토가 자신의 슬픔을 극복해내는 과정이라고 볼 수 있습니다.

불을 자기 몸처럼 다루며 "나는 불이 좋아!"라고 말하는 히미와 만남으로서 '불길 속에서 죽어간 어머니를 구해내지 못했다는 죄책감을 벗어나고, 어머니의 마지막이 꼭 끔찍하지 않았을 것이라고 생각하며 트라우마를 이겨내는 것이죠.

모험의 막바지에 이르러, 탑의 창조주인 '큰할아버지'를 만나서 이 환상적인 세상(어머니인 히미도 건강하게 살아 있는)에 남을지 다시 원래 세계로 돌아갈지 선택하는 기로에 섭니다. 이미 여러 여정을 거치며 어머니가 없는 세계에서도 계속 살아갈 용기를 얻은 마히토는 원래 세상으로 돌아가기로 결정합니다. 그리고 바깥 세상으로 돌아가기 직전, '히미'이자 어머니에게 마지막으로 가장 큰 사랑을 확인합니다. 자신이 죽게 되더라도 마히토를 태어나게 하고 싶다는, 존재 자체에 대한 긍정과 모성애를 말이죠.

마히토는 이제 어머니를 위한 애도를 갈무리하고 세상 밖으로 돌아갑니다. 그 순간 탑의 세상 속에서는 거대했던 생물들(말하는 거대 앵무새라든지)이 모두 현실 속의 자그마한 동물들의 모습으로 변합니다. 어머니를 잃는 것은 이루 말할 수 없이 거대한 슬픔이지만, 그 슬픔을 이겨내고 나면 세상은 계속 평범하고 담담하게 살아갈 수 있는 곳임을 보여주는 듯이 말이죠.

세상에 있는 수많은 상실의 고통을 겪은 어린아이들에게 미야자키 하야오 감독이 던지고 싶은 질문은 바로 이것일지도 모릅니다.

"슬픔을 딛고 일어난 그대들, 앞으로는 어떻게 행복하게 살 것인가?"

피티아 무녀의 예언은
신탁이었을까 발작이었을까

〈300〉

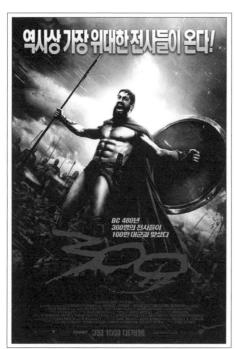

300

300, 2007

잭 스나이더 연출,
제라드 버틀러 외 출연

영화 〈300〉은 페르시아 제국과 그리스 도시국가 연합이 전쟁을 치르던 시기를 배경으로 합니다. 전쟁 중의 수많은 전투 중에서도 그 비장미가 압도적인 '테르모필레 전투(BC 480년 8~9월)'를 소재로 만든 작품입니다.

영화 자체는 "This is Sparta!(여기는 스파르타다!)"라는 레오니다스 왕의 외침과 육체미를 자랑하는 스파르타 군인 역할 배우들 그리고 지나치게 악마화된 페르시아 군의 괴기스러운 모습이 강렬합니다. 하지만 특유의 호쾌한 액션과 만화적인 연출 덕분에 볼 때마다 지루하단 생각이 한 번도 들지 않는 묘한 매력이 있는 영화죠.

델포이 신전의 신탁, 오이디푸스의 비극

이 영화에서 신경과 의사인 제 눈을 사로잡은 장면이 있는데, 바로 초반에 등장하는 '델포이 신전 무녀'의 모습입니다. 아름다운 여성이 흐느적거리듯이 춤을 추다가 쓰려져 '스파르타와 페르시아 간에 벌어질 전투의 결과'에 대한 예언을 하는 장면인데, 이 모습이 신경과 질환과 관련된 '발작Seizure' 증상을 떠올리게 했기 때문입니다.

그리스 신화에 관심이 있는 사람이라면 '델포이 신전의 신탁'을

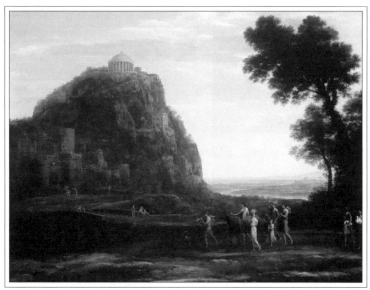

델포이 신전에서 신탁을 받기 위해, 신전에 바칠 희생물을 데리고 가는 행렬.
클로드 로랭의 작품.

들어봤을 것입니다.

델포이 신전은 태양(의술, 예술, 사냥, 예언 등)의 신인 '아폴론'에게 바쳐진 신전이며, 신전에 있는 고위 무녀 또는 여성 성직자인 피티아가 내리는 예언인 '신탁'으로 매우 유명했습니다.

그리스 신화 속의 굵직한 사건들이 발생할 때마다, 그와 관계 있는 사람들은 사건의 원인이나 해결책을 찾기 위해 이 델포이 신전에 방문했으니까요.

델포이 신전에서 나온 신탁은 워낙 많으며, 그래서인지 그리스-로마 신화 에피소드들뿐만 아니라 실제 역사 속에서도 언급되는 예언들이 있습니다.

가장 대표적인 것은 '오이디푸스의 비극'과 관련된 것으로, 테베의 왕이자 오이디푸스의 아버지인 라이오스 왕이 델포이 신전에서 들은 예언입니다.

"이 아이는 아버지를 죽이고 어머니와 동침할 것이다!"

이와 같은 예언을 들은 라이오스 왕은 깜짝 놀라 갓 태어난 자신의 아들을 양치기에게 넘겨주며 죽이라고 명령합니다. 이후에 운명의 장난으로 인해 오이디푸스는 죽지 않고 살아남아 지혜롭고 건장한 청년으로 장성합니다. 결국엔 아버지인 라이오스 왕을 죽이고 어머니인 이오카스테 왕비와 결혼하여 테베의 왕이 됩니다.

최후에는 자신의 패륜에 대한 비밀을 모두 알게 되어 어머니이자 아내인 이오카스테는 자결하고, 절망한 오이디푸스는 스스로의 눈을 뽑아 장님이 된 후에 세상을 헤매죠.

실제 역사 속에 등장하는 델포이 신전의 신탁으로는, 그리스 아테네가 페르시아와 전쟁을 치를 때 받았던 "나무로 된 방벽만이 점령당하지 않을 것이다"라는 내용이 있습니다.

아테네 사람들은 이 예언에 따라 나무로 만든 방벽인 배를 만들어 올라탔으며, 이는 결국 바다 위에서 페르시아 군과 싸워 승리했던 아테네의 역사와 이어집니다.

이렇게 영험한(?) 예언으로 유명한 델포이 신전에서 신의 말씀이라 할 수 있는 신탁을 전하는 존재가 바로 무녀 피티아였습니다. 델포이 신전에서 예언을 하는 무녀의 이름이 피티아인 까닭은 델포이의 원래 이름인 피토(Pytho 또는 피톤-Python)를 기원으로 하기 때문이라 전해집니다.

이 섬에는 원래 피톤이라는 거대한 독사가 살고 있었습니다. 도마뱀이나 용처럼 묘사되기도 하는 이 괴물은 대지의 여신 가이아의 자손 중 하나였다고 합니다.

피톤은 이 섬에서 대지의 중심을 상징하는 '돌'인 옴팔로스(Omphalos, 배꼽이라는 의미)를 지키고 있었습니다.[1] 이런 전설로 인해 고대 그리스에서는 델포이 섬이 세상의 중심이라고 믿었다고 합니다.

어쨌든 이 돌을 지키던 피톤이 아폴론과 싸우게 된 이유에 대해서는 여러 전승이 있는데, 아폴론이 태어날 때 제우스의 혼외 자식의 탄생이 싫었던 헤라가 피톤을 보내 아폴론과 아르테미스 남매의 출산을 방해했기에 그 원한으로 사냥하게 되었다는 설이 있죠. 그리고 피톤이 원래 지니고 있던 예언 능력을 뺏기 위해 죽인 것이라는 이야기 등이 전해집니다.

아폴론은 피톤을 죽이고 섬을 차지했고 섬의 이름을 델포이로 바꿉니다. 이 역시도 델포이는 피톤의 짝인 암컷 뱀의 이름인 '델피네'에서 유래했다는 설도 있습니다.

아폴론은 섬의 이름은 바꾸었으나 자신의 승리를 기념하고 싶어서였는지 신탁을 받아 예언을 말하는 무녀의 이름을 피티아로 정하고, 델포이 섬의 신전에서 피톤에 대한 승리를 재연하는 '피티아 제전'을 4년에 한 번씩 열도록 했습니다.

신탁이었나, 발작이었나

돌고 돌아 이제서야 본론인 피티아의 예언에 대해 이야기할 차례입니다.

피티아는 델포이 신전 중심부에 있는 삼각대(삼발이 형태의 의자) 위에 앉아 신탁을 전했다고 하는데, 그 삼각대가 놓인 지점에는 큰 균열이 있고 그 균열 사이로 신비한 증기가 올라왔다고 합니다. 고대 그리스 사람들은 그 증기를 마시면 아폴론의 신성과 연결된다고 생각했고, 피티아는 그 증기를 들이마신 뒤 일종의 최면 상태(트랜스 상태)에 빠진 채로 여러 신비로운 말들을 내뱉었다고 전해집니다.

고대 그리스의 작가인 플루타르코스에 따르면, 피티아는 신탁을 전할 때 신탁을 구하는 자들의 물음을 듣고 제법 이성적으로 잘 대답하나 평소와는 말하는 형태가 달라졌으며 신탁이 끝난 이후에 자신이 얘기한 내용들을 기억하지 못하는 모습을 보였다고 합니다. 또한 손발의 감각을 잃어버리고 팔다리를 통제하지 못하거나 큰 신음소리를 내고 비틀거리기도 했다고도 하죠.[2]

이러한 피티아의 모습은 고대의 신화적 관점으로 보면 신과의 소통으로 인한 영적인 모습이겠으나, 현대 의학적으로 보면 '신전 바닥에서 올라오는 증기에 든 어떤 성분에 의해 발생한 환각과 발작 증상'일 가능성이 있습니다.

여러 학자들은 델포이 신전에서만 일어나는 현상을 연구했습니다. 사실 신화 속의 다른 예언자들은 그냥 여기저기 돌아다니면서도 예언을 잘 했으니까요. 피티아가 내려주는 신탁의 신비를 풀기 위해 신전 바닥의 바위틈에서 올라오는 그 증기의 성분이 에틸렌 가스, 메탄가스, 이산화탄소 또는 황화수소일 것이라는 다양한 의견들이 거론되었습니다.[3, 4, 5]

이러한 의견들 중에서 현재 가장 가능성이 높은 피티아 신탁의 근원은 '에틸렌 가스 흡입에 의한 신경 독성 증상'이라고 생각됩니다.[6]

2001년 델포이 신전 유적 근처에 있는 케르나 샘물로 성분 분석을 해보니 에틸렌이 검출되었습니다. 현재에는 비교적 농도가 옅은 편이나 고대 그리스 시대에는 가스를 들이마시던 피티아에게 환각과 발작을 일으킬 만큼 농도가 높았을 것으로 추측합니다.[7]

플루타르코스가 묘사했던 신탁 중 피티아의 모습은 실제 고농도의 에틸렌 가스에 노출되었을 때 나타나는 증상과도 흡사합니다.

또한 앞서 언급했듯이 피티아라는 이름의 어원이 델포이 섬의 원래 이름이었던 'Pytho'인데, 이 단어는 'πύθειν Púthein'라는 동사에서 파생되었다고 하며 이것은 "썩다" "부패하다"라는 뜻을 지니고 있습니다. 델포이 섬에 이러한 이름이 붙은 이유는 아폴론에게 살해당한 피톤의 사체가 부패하면서 나는 냄새 때문이라고 전해집니다.[8] 이 냄새는 유기물이 썩어 들어가기 시작할 때 나는 향인 'Sickly sweet smell(역겹도록 단 냄새)'이라고 묘사되어 있는데, 에틸렌 가스에 의해서도 이와 비슷한 향을 느낄 수 있습니다.

어찌 보면 델포이 신전을 짓기 전에 바위틈에서 올라오는 증기의 이상한 향을 맡은 사람들이, 이 섬에서는 거대한 괴물이 죽어서 그 사체가 썩는 냄새가 올라온다는 전설을 만들었을 수도 있습니다. 게다가 그 증기를 들이마신 사람들이 환각 상태에 빠져 예언처럼 해석되는 신기한 소리를 하거나 의식을 잃고 이상행동을 한 것이겠죠.

게다가 그러한 일련의 사건을 경험하고 그에 대한 기억을 깡그

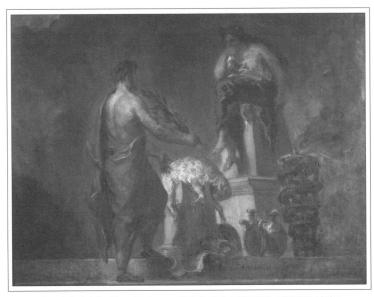

델포이의 신탁을 받는 리쿠르고스. 신탁에 따라 스파르타를 군국주의 사회로
개혁한 정치가로 알려져 있다. 이러한 개혁 후 300여 년이 지나,
강력한 군대를 갖추게 된 스파르타는 영화 〈300〉에서처럼 페르시아와 일전을 치른다.

리 잊어버리는 모습을 보고 이 모든 상황이 '신의 힘에 의해 일어
나는 신비'라고 생각했을지도 모를 일입니다.

물론 과학으로 설명할 수 없는 신비한 힘에 의해 '델포이의 신
탁'이 발생했을 수도 있습니다. 그러나 현대 의학의 관점으로 보자
면, 델포이 신전에서 올라온 가스에 취한 무녀의 이야기를 '여러
간절한 사연이 있는 사람들이 자신 나름대로 해석'하여 신이 내린
해답으로 생각한 것일 가능성이 높아 보입니다. 반복적으로 델포

이 신전의 증기에 노출되었던 피티아들이 무녀로서의 수명이 짧았다고도 전해지니까요.[9] 에틸렌 가스 흡입으로 인해 발생한 여러 신경 독성이 그녀들을 은퇴하게 만들었지 않았나 생각됩니다.

신화의 시대가 저물어가면서 '신탁의 신비로움'이 사라지는 것이 아쉽기도 하지만, 신탁이 에틸렌 가스 흡입으로 발생한 증상이었다면 이런 식으로 쇠퇴하게 된 것이 다행이라고 느껴집니다. 더 이상 피티아들이 그 증기를 마실 필요가 없어졌으니까요.

조제가 걸을 수 없는
이유는 무엇일까

〈조제, 호랑이 그리고 물고기들〉

로맨스 영화는 많지만, 그 와중에 독특하게 빛을 발하는 영화는 있기 마련입니다. 그런 영화 중의 하나가 바로 이 작품이라고 생각합니다.

〈조제, 호랑이 그리고 물고기들〉은 조제와 츠네오라는 두 젊은 남녀의 풋풋한 사랑 이야기를 다룹니다. 하지만 본질적으로 조제가 가진 장애로 인해 현실의 벽을 넘지 못하고 헤어지고 마는, 어찌 보면 너무도 빛바랜 느낌이 드는 슬픈 이야기이죠.

이 영화가 한국에 처음 상영된 때가 2004년이었고, 아직은 대학생이었던 시절에 영화를 보았던 저는 '보통의 연애' 중이었죠. 그때는 이 영화를 장애로 인해 특이한 연애를 하는 듯한 취급을 받아야 했고, 결국엔 현실의 벽을 넘지 못하고 헤어져야 했던 연인들의 이야기라는 인상만 받았습니다.

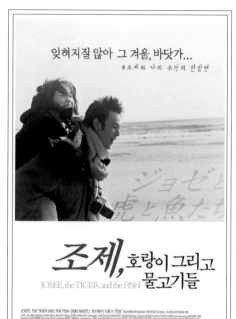

잊혀지질 않아 그 겨울, 바닷가...
#조제와 나의 추억의 한장면

조제, 호랑이 그리고
물고기들
JOSEE, the TIGER, and the FISH

JOSEE, THE TIGER AND THE FISH 〈조제, 호랑이 그리고 물고기들〉 츠마부키 사토시 | 이케와키 치즈루 주연 TSUMABUKI Satoshi IKEWAKI Chizuru An INUDO Isshin film

www.josee.co.kr

조제, 호랑이 그리고 물고기들

Josee, The Tiger And The Fish, 2004

이누도 잇신 연출,
츠마부키 사토시 외 출연

그리고 한참의 시간이 흘러 텔레비전에서 방영되는 〈조제, 호랑이 그리고 물고기들〉을 다시 보았을 때는, 두 연인의 헤어짐이 여전히 안타깝기는 했지만 조금 다른 방향으로 생각이 흘렀습니다. 나이를 먹기도 했고 의사로 꽤나 오래 일한 까닭일 수도 있지만, 다시 영화를 감상하게 되었을 때는 '조제는 대체 왜 걷지 못하는 것일까?'라는 의문이 강하게 들었으니까요.

영화 속에서 조제는 첫 등장부터 걷지 못하는 상태로 할머니가 몰아주는 유모차에 실린 채로만 여기저기를 돌아다닐 수 있습니다. 그래도 양팔은 비교적 잘 사용해서 요리를 합니다. 의자에 기어 올라갈 때는 팔 힘도 쓰고요. 그러나 다리는 움직이지 못하는 모습이 영화 내내 등장하는데, 확실히 하지마비가 있다는 것이 드러날 뿐 정확히 무슨 원인으로 언제부터 다리가 불편해졌는지에 대한 언급은 없습니다.

아마 '장애'라는 요소를 극적 장치로 사용했기에 그렇겠지요. 실제 사연을 기반으로 만든 이야기도 아니기에, 막연히 다리가 자유스럽지 못한 '뭍으로 나온 인어공주' 같은 주인공을 만들기 위한 '가상의 하지마비 질환'일 가능성이 높아 보입니다.

영화 속에서 조제가 다쳤다거나 어렸을 때 하지마비 후유 증상을 남기는 종류의 특별한 병을 앓았다는 언급이 없다는 점을 토대로 한 가지 가설을 세워본다면, 그녀가 가진 증상의 원인이 될 질환으로 고려할 만한 것이 하나 떠오릅니다.

그것은 바로 척수성 근위축증Spinal muscular atrophy, SMA입니다. 척수성 근위축증의 아형 중에서도 제3형이 가장 조제의 증상과 비슷한 질환이라고 생각할 수 있습니다.[1]

척수성 근위축증은 쿠겔베르그-벨란더 증후군Kugelberg Welander Syndrome, KWS이라고도 불리는 질환이며, 상염색체 열성 유전질환입니다. 5번 염색체에 있는 생존운동신경원 유전자의 돌연변이에 의해 발생하며 신경근육계의 이상으로 진행성의 근육 위축과 근력 약화 등이 발생합니다.

보통 2~17세 사이에 증상이 발생하는데, 대부분은 생후 18개월 이후에 나타납니다. 근육 자체에 이상이 발생하는 근이영양증 muscular dystrophy, MD과 감별이 쉽지 않은 질환입니다.[2]

물론 척수성 근위축증의 증상을 자세히 살펴보면, 조제의 상태와 완벽하게 일치한다고 볼 수는 없습니다. 척수성 근위축증 환자들은 누웠다가 일어나는 동작이 어렵고, 팔에도 어느 정도의 근육 위축이 발생하여 조제만큼 자유자재로 팔을 쓰기는 힘든 경우가 많습니다.

그리고 인두 근육이 약해지는 경우에는 삼킴 장애로 흡인성 폐렴이 발생하기 쉽고, 호흡근이 약해지는 경우에는 호흡기를 쓰기도 합니다. 그러나 척수성 근위축증이라는 질환이 하지에 비해서 상대적으로 상지의 기능이 유지되며, 인지기능과 수명에도 특별한 영향이 없다는 점 등은 조제의 모습과 어느 정도는 비슷하다는 생각이 듭니다.[3]

제가 조제를 보고 척수성 근위축증을 떠올린 까닭은 임상 증상 때문이기도 하지만, 만약 조제가 최근에 개발된 척수성 근위축증 치료제를 사용할 기회가 있었다면, 영화 속 사랑 이야기의 향방도 달라졌을 것이란 생각이 들었기 때문입니다.

평범함을 쟁취하기 위한 노력

최근 한국에서도 여러 차례 뉴스에 등장한 스핀라자(Spinraza®, 성분명은 Nusinersen)라는 약제는 척수강 내로 주입하는 안티센스 올리고뉴클레오타이드Antisense oligonucleotide인데, 척수성 근위축증에서 이상이 발생하는 단백질을 생성하는 SMNSurvival of Moto Neuron 유전자의 기능을 정상화시키는 역할을 합니다.

질병이 진행하기 전에 이 약제를 투입하면 환자의 운동 기능을 향상시킬 수 있습니다. 비록 워낙 고가의 약물이라 처방받기 쉽지는 않지만, 점차 보험 기준이 확충되는 중입니다. 또한 에브리스디(Evrysdi®, 성분명은 Risdiplam)라고 하는 저분자 약제도 개발되었는데, 이것은 매일 경구로 복용하는 약제이며 2023년 말부터 한국에서도 보험급여가 인정되었다고 합니다.

어쨌든 이전까지 불치병으로만 여겨졌던 질환이 치료 가능한 것으로 바뀐다는 점에서 정말 고무적이라고 할 수 있습니다.

치료 방법에 물꼬가 트인 이상, 언젠가는 척수성 근위축증을 좀 더 쉽게, 좀 더 효과적으로 그리고 금전적으로 어려운 환자들에게도 처방 기회가 늘어나는 방향의 치료제 또는 치료기술이 나타나지 않을까 싶습니다.

그런 시대가 온다면, 조제와 닮은 척수성 근위축증 환자들도 장애가 없는 삶을 영위할 수 있을 것입니다. 조제와 같은 사람들이 장애로 인해 현실의 벽에 부딪혀 사랑하는 사람과 헤어지는 것이 아닌, 평범하게 사랑하고 싸우기도 하고 그냥 성격 차이로 헤어지기도 하는 시시하고 평범한 연애담을 풀어나갈 수 있는 것이죠.

그런 의미에서 의학은 평범함을 쟁취하기 위한 학문이라는 생각이 듭니다. 모두가 평범하고 약간은 지루하게 살기 위해서는 건강이 가장 중요합니다. 그러한 건강을 지키기 위한 노력의 집대성이 바로 의학이죠.

좀비 바이러스와
광견병 바이러스가 닮은 점

〈새벽의 저주〉

저는 공포물에 대해 크게 호불호가 없는 편입니다. 무조건 찾아보지도 않지만, 특별히 피하지도 않는 편이랄까요? 그러나 여러 종류의 공포물 중에서 상당히 즐겨보는 장르가 있습니다. 그건 바로 '좀비'가 등장하는 영화입니다.

좀비는 부두교에서 전해지는 주술로 시체를 되살릴 수 있다는 전설에서 기원했다고 하는데, 현대에 만들어지는 수많은 영화 작품들에서는 주술 또는 마술이 다양한 과학적 요소, 바이러스, 세균, 방사능, 약품 등으로 대체되어 공포물 안에서도 독특한 위치를 차지합니다.

개인적으로 〈레지던트 이블〉 시리즈라던가, 〈부산행〉〈월드워Z〉와 같은 영화들을 모두 영화관에 가서 재미있게 감상했습니다. 집

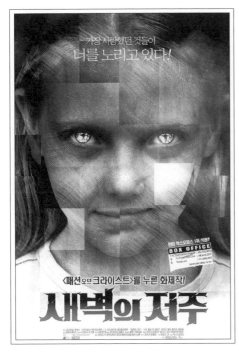

새벽의 저주

Dawn Of The Dead, 2004

잭 스나이더 연출,
사라 폴리 외 출연

에서 쉴 때도, 텔레비전에서 '좀비물'이 나오면 채널을 돌리지 않고 끝까지 보곤 합니다. 이번에 다룰 영화인 2004년작 〈새벽의 저주〉 역시 텔레비전으로 시청했죠.

이 영화는 1968년에 만든 흑백 영화 〈살아있는 시체들의 밤〉을 리메이크하여 만든 작품입니다. 〈새벽의 저주〉는 좀비물의 원조를 리메이크한 작품답게 클래식한 내용을 담고 있습니다. 느닷없이 발생한 좀비 아포칼립스 사태를 맞이한 생존자들이 좀비들을 피해

달아나 쇼핑몰에 모여드는 모습이 나오죠. 그 안에서 인간들끼리 다툼이 벌어지기도 하고 바이러스 감염 후 좀비가 되어가는 지인을 차마 죽이지 못하고 고뇌에 빠지는 사람들이 나오기도 합니다. 그리고 타인을 희생시키는 이기적인 모습과 타인을 위해 희생하는 이타적인 모습들이 고루 등장합니다. 아는 맛이 더 맛있듯 아는 내용이라 오히려 더 재미있게 감상할 수 있는 영화랄까요?

요즘에는 수많은 좀비물의 범람으로 '클리셰'를 다 알고 있는 사람들이 보면 약간은 뻔하게 느낄 수도 있겠지만, 좀비물의 교과서를 읽는 기분으로 감상한다면 오히려 차분히 볼 수 있어서 좋은 면도 있습니다.

좀비물은 분명히 인간을 공격하는 괴물 같은 존재가 나오는 공포물이지만, 의학을 공부한 입장에서 보면 일종의 '의학과 재난물'의 성격이 더 강해 보입니다. 치사율이 높은 정체불명의 '바이러스'에 감염된 인간이 사망에 이르렀다가 '식욕과 인간에 대한 공격성'만 남아 있는 존재로 다시 살아나서 아직 감염되지 않은 상태의 인간들을 공격하니까요.

좀비에게 물린 사람들은 일정 시간이 지나면 상처를 통해 감염된 바이러스의 활성화에 의해 사망에 이르고 또 다른 좀비로 살아난다는 것이 주요 설정인데, 이러한 설정은 매우 의학적입니다.

좀비는 체내의 다양한 장기와 신경계를 빠르게 침범하는 바이러스에 의해 빠른 속도로 감염에 이르고 사망 후에 되살아납니다. 때문에(살아난다고 표현해도 될지는 모르겠으나), 사망 상태 동안 뇌로 혈액이 공급되지 않으면서 인간이 지니는 상위 대뇌 피질 기능(High cortical function-인격과 지적 능력과 연관된)은 거의 다 손상되어 사라지고 '폭력성과 식욕'만 남은 모습이 되는 것이죠. 작품에 따라서는 물린 부위가 머리와 가까울수록 좀 더 빠르게 좀비로 되살아나는 디테일이 묘사되기도 합니다.

또한 인간이었다가 좀비로 변했기에 여타 공포물에 등장하는 초자연적 존재들과 다르게 물리력, 특히 중추신경계인 뇌를 공격하면 좀비를 행동불능으로 만드는 데 효과적입니다. 인간에게 상해를 입힐 수 있는 대부분의 무기들이 좀비를 공격하는 데 어느 정도는 효과를 발휘합니다. 그래서 대부분의 좀비 영화에서는 처음에 당황하던 등장인물이 후반부로 갈수록 좀비들과 대등하게 맞서 싸우거나 좀비들의 행동을 익혀서 압도하기까지 하는 전사 캐릭터로 변해가는 모습을 보여주죠.

의사의 입장에서 〈새벽의 저주〉를 포함한 '바이러스 감염에 의해 좀비가 된다'는 설정의 영화들을 보면, 과연 어떤 바이러스가 좀비를 만들어낼 가능성이 얼마나 높을지 생각하게 됩니다. 하지만 현재까지 발견된 바이러스들 중에서 창작물 속 내용들처럼 인간을 사망에 이르게 했다가 좀비로 만드는 바이러스에 대해서는 알려진 바가 없습니다. 그래서인지 영화 내에서의 그 타당성을 높이기 위해, '정체불명의 돌연변이 바이러스' 또는 '어떤 연구소에서 유전자 변형을 일으킨 변종 바이러스'와 같은 추가 설정이 등장하곤 하죠.

그래도 영화 속에 등장하는 여러 좀비의 특성을 종합할 때, 그와 흡사한 증상을 발생시키는 바이러스는 존재합니다. 바로 광견병 바이러스Rabies Virus입니다.

광견병 바이러스와의 유사성

〈새벽의 저주〉 속에 등장하는 좀비들을 보면 이미 좀비가 된 사람에게 '물려서' 감염되는 과정이 등장합니다. 그리고 좀비화된 사람들은 굉장히 난폭하게 몸을 움직이는 모습을 보이며, 이성을 잃고 흘러내리는 침과 희생자들의 피가 뒤섞인 입을 벌려 다른 사람들을 공격하려는 양상을 나타내죠.

좀비화가 된 이상 아무리 가까웠던 사람도 전혀 알아보지 못하고 그저 살아 있는 인간을 물어뜯으려는 본능만 남은 것처럼 행동합니다. 그리고 확실하게 표현되지는 않지만, 배를 타고 달아나려는 사람들을 쫓아가지 못하는 모습에서 '물에 대한 거부감'이 존재하는 것이 아닐까 하는 추측도 할 수 있습니다.

또 하나의 특징은 좀비에게 머리에 가까운 부분을 크게 물린 사람들일수록 좀비화가 급속하게 나타난다는 점입니다. 머리에서 먼 부위에 작은 상처를 입은 사람들의 경우는 상당히 긴 잠복기를 보이다가 발열, 식은땀, 기침, 구역 등의 전신 감염 증상을 보이고 서서히 좀비로 변하는 모습을 보이죠. 원래 그들의 모습을 아는 사람들에게 이런 모습은 앞으로 좀비가 될 가족이나 친지들의 상태에 어떻게 대처해야 할지 고뇌하게 만듭니다. 결국엔 남아 있는 사람들이 피해를 입거나 눈물을 머금고 가족 또는 친지를 해치는 안타까운 장면들이 등장하기도 합니다.

이러한 특성들은 뇌염성 광견병 환자들에게서 볼 수 있는 증상들입니다. 광견병 바이러스가 중추신경계에 들어가 증상을 나타내면 안절부절하기도 하고 과하게 흥분하거나 공격적인 모습을 보이기도 합니다.[1] 물을 보면 목 근육에 경련이 일어나며 물을 두려워하는 증상(공수병이라고 불리기도 하는 이유죠)이 나타나기도 합니다. 그리고 침을 많이 흘리기도 합니다. 병이 많이 진행되면 경련, 환각과 마비가 되다가 혼수상태에 빠지고 결국은 호흡근 마비로 인해 사망에 이르죠.[2]

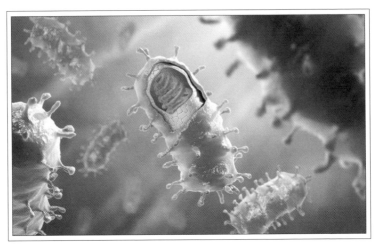
광견병 바이러스의 3차원 이미지.

광견병으로 사망한 환자가 다시 일어나는 일은 없지만, 광견병 바이러스에 감염되는 과정과 잠복기, 환자가 보일 수 있는 증상들은 〈새벽의 저주〉에서 좀비에게 공격당한 뒤에 좀비로 변해가는 도중 그리고 완벽하게 좀비가 된 뒤에 나타나는 모습들과 흡사한 부분이 있습니다.

임상 증상 외에도 광견병 증상이 발현한 뒤에는 특별한 치료 방법이 없다는 점에서, 감염 후에 좀비화를 막을 방법이나 치료 방법이 없는 좀비 바이러스와 비슷합니다. 그러나 광견병 바이러스는 감염원으로 생각되는 짐승에게 물리자마자, 물린 부위 근처에 광견병면역글로불린 주사를 놓으면 증상 발생을 막을 수 있습니다. 만약 광견병에 노출될 위험이 높은 지역에 방문해야 한다면 광견병 백신을 미리 맞아서 예방할 수도 있습니다.

최근 좀비를 다루는 작품들에서는 좀비 바이러스에 대한 '백신'을 개발하거나 '치료제'를 만드는 내용들이 등장하기도 하는데, 아마도 현실 속의 바이러스 감염에 대한 대처 방안을 어느 정도 반영한 것이 아닐까 싶습니다.

좀비 바이러스는 아니었지만, 코로나19 팬데믹 시기에 전 세계 사람들은 좀비 아포칼립스를 방불케 하는 공포를 체험했습니다. 아마 이 시대 사람들이 공통적으로 겪었던 공포, 절망감과 혼돈스러운 경험들이 새로운 좀비 영화들에 녹아들 가능성이 높습니다. 반면에 이번 팬데믹을 극복한 인류의 모습을 참고하여 새로운 인물상이나 희망적인 주제, 좀비 아포칼립스를 이겨낼 과학적이면서도 참신한 방법이 영화로 나오지 않을까요?

의학의 발전에 따라 좀비물에도 점점 더 의학적인 설정이 늘어나는 경향이 보입니다. '공포'의 대상에 자꾸 의학적 설명을 붙이는 것을 좋아하지 않는 사람들도 있겠지만, 미지의 공포가 정복 가능한 존재로 변해가는 것이 인류 지식의 발전 과정과도 닮은 것 같아서 흥미롭기도 합니다.

거인 계승 방식이
프리온병과 닮은 이유

〈진격의 거인〉

〈진격의 거인〉은 2009년부터 2021년까지 일본에서 연재되었던 만화이자, 애니메이션과 실사로도 만들어진 영화입니다. 전 세계적으로 열풍을 일으켰던 작품이죠. 저도 만화책과 애니메이션으로 흥미진진하게 즐겼습니다. 만화는 2023년에 완결되어 애니메이션으로도 완성되었죠.

이 작품은 제목대로 '거인'이라는 존재가 등장하며, 정체불명의 거인들이 '에르디아'라고 하는 성벽으로 둘러쌓인 나라 주위를 배회합니다. 성 밖으로 나오는 사람들을 잡아먹기에 에르디아 사람들은 성 안에 갇혀 백여 년 넘게 살고 있는 상태죠.

초반 내용만 보면, 식인 거인 때문에 세상이 멸망하여 높은 성벽 안에 사는 사람들의 고군분투가 포스트 아포칼립스물 같은 성격으

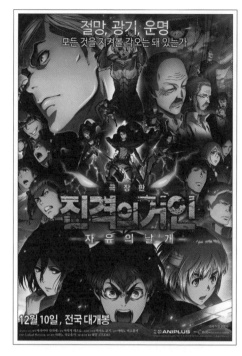

진격의 거인: 자유의 날개

Attack On Titan: The Wings Of
Freedom, 2015

아라키 테츠로 연출,
카지 유우키 외 출연

로 보입니다. 앞서 언급한 바 있는 좀비물에서 좀비를 거인으로 바꾸고, 좀비물에서 흔히 나오는 쇼핑몰 대신 성벽 도시가 나오는 식으로 말이죠.

거인에 비하면 한없이 나약한 인간들은 거인들과 맞서 싸우기 위해 지혜를 짜내 입체기동 기구를 만듭니다. 건물이나 나무 사이를 날아다닐 수 있게 만드는 기술인데, 애니메이션에서 정말 화려하게 표현됩니다. 거인의 목덜미를 베기 위한 칼날, 거인 공격용

대포도 만듭니다. 마치 좀비들과 싸우기 위한 방법들을 개발하는 사람들과 닮아 있습니다. 또한 목숨을 걸고 거인과 싸우면서 벽 밖의 세계를 조사하는 조사병단의 모습은 좀비로부터 자유로운 땅을 찾기 위해 좀비 떼를 뚫고 멀리 떠날 채비를 하는 사람들 같기도 하고요.

그러나 이 작품은 어느 순간 굉장히 다른 분위기로 변모합니다. 주인공인 '에렌 예거'가 거인에게 잡아먹히는 장면이 나오더니 갑자기 거인으로 변신하기 때문입니다. 이때부터는 거인으로 변신할 수 있는 인간들이 더 등장하고, 주요 인물들이 변신하여 지성을 유지하는 거인의 모습으로 '무지성 거인들'과 싸우고, 지성을 가진 거인들과 다투기도 합니다.

초반에는 포스트 아포칼립스나 코즈믹 호러같은 분위기로 흐르다가 거인 능력을 겨루는 모습을 보여줍니다. 점차 주인공 앞을 가로막는 세계에 맞서 투쟁하는 모습을 보여줍니다. 작품이 진행될수록 거인이라는 존재에 어떤 비밀이 숨어 있는지 파헤치는 과정이 점차 강조되어 갑니다.

이 거인들의 기원, 거인으로의 변신 원리 등에 대해서 좀 더 자세한 정보가 나오기 시작하면서, 신경과 전문의인 제 입장에서 매우 흥미를 느끼는 부분들이 눈에 들어오기 시작합니다.

거인으로 변신하게 만드는 것에 가장 중요한 요소가 '척수액 Cerebrospinal fluid, CSF'이며, 일부 특수한 거인으로 변신하는 능력

역시 척수액 섭취를 통합니다. 보통 거인에게 잡아먹히는 과정에서 척수액까지 다 먹히지만, 그다음 사람에게 계승이 된다는 개념이 등장하기 때문입니다. 또 하나 흥미롭지만 끔찍한 내용은 척수액을 섭취해 거인의 힘을 이어받고 지성이 없는 거인으로 변신할 수 있는 능력은 오직 '에르디아' 민족에게만 있다는 점입니다.

결국 사람을 잡아먹는 거인도, 그 거인과 싸우는 사람도 모두 같은 '민족'이라는 것이죠. 동포끼리 죽고 죽이는 상황이 참혹하기도 하지만, '거인화'라는 능력이 유전적 특성을 공유하는 같은 민족 안에서만 발현된다는 점이 굉장히 의학적이라는 생각이 들었습니다.

'인간이 거인으로 변신한다'는 판타지적인 요소를 제외하고 생각한다면, 이 영화는 '거인 유전자'는 에르디아라는 민족 안에 있고 그 유전자를 받은 사람들만이 '거인의 힘'을 지니게 된다는 매우 유전학적인 내용을 다루고 있습니다.

유전병의 저주, 프리온병

〈진격의 거인〉의 전체적인 내용을 보다 보면, 에르디아 민족이 겪는 상황은 제2차 세계대전 당시 유대인들과도 비슷합니다. 작품의 중반부 이후를 보면, 섬 안에서 거인들과 싸우며 살아가는 에르디아인들도 있지만 성 밖 세계에도 수많은 인류가 나옵니다. 그 바

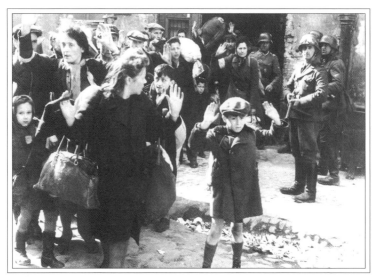

1943년 바르샤바 게토 봉기 후 체포되어 연행되는 유대인들.

꺍세상에서는 에르디아 민족의 자손들이 '거인으로 변신이 가능한 악마의 민족'이라는 이유로 배척당하며, 그들끼리만 격리 구역에서 살고 있습니다. 그러다 보니 결혼도 거의 에르디아 민족 안에서 이루어지게 되죠.

유대인 중에서도 '아슈케나지 유대인'들은 거의 타 종족과 결혼하지 않아서, 유전병이 상당히 많다고 알려져 있습니다. 고셔병, 테이-삭스병, 낭포성 섬유증이나 척수성 근위축증과 같은 질환들이 이들에게서 상당히 높은 빈도로 발병합니다. 이들은 독일, 동부와 중부 유럽에 주로 거주하는 유대인들로, 홀로코스트 시기에 많은 피해를 입기도 했습니다.

'거인화의 능력이 발현되는 혈통'을 일종의 유전적 특성 또는 유전질환으로 보아도 이 작품의 '거인 전승 원리'를 이해하는 데 큰 무리가 없습니다.

먼저 언급했던 척수액을 매개로 한 능력 전승은 또 다른 흥미로운 이론과 이어지는데, 일부 특별한 거인은 식인 본능만 남은 거인들과 달리 자유자재로 인간과 거인 변신이 가능하며 자신의 지성을 유지할 수 있고 각각의 특수 능력도 소유합니다. 그들의 능력은 '프리온병'[1]과 비슷한 방법으로 전달되는 듯합니다.

프리온병은 프리온이라는 단백질이 비정상상적 형태로 바뀌는 현상이 나타나면서 발생합니다. 현재 의학으로는 치료가 불가능한 희귀하고 치명적인 진행성 퇴행성 뇌질환입니다. 세포 내에 정상적으로 존재하는 형태의 프리온PrPc(Cellular prion protein)이 어떠한 원인으로 인해 비정상적으로 접힌 형태의 프리온PrPsc(Scrapie isoform of the prion protein)으로 변이되고, 이 상태의 프리온은 주변의 정상 프리온들을 마치 암세포처럼 계속 비정상적인 상태로 바꿉니다. 어느 정도 이상의 비정상 프리온 단백질이 축적되면 다양한 병적 증상이 나타나는 것입니다.

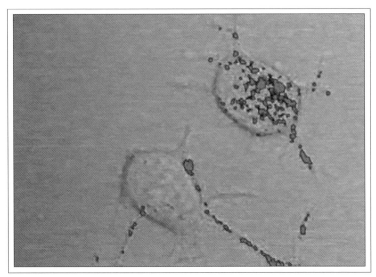

쥐의 신경세포에서 관찰되는 비정상적으로 접힌 형태의 프리온 현미경 사진.

종종 뉴스에 등장하는 크로이츠펠트-야콥병 Creutzfeldt-Jakob disease, CJD이나 그 병의 변종인 광우병도 프리온병의 일종입니다. 프리온병이 무서운 점은 세균이나 바이러스와도 다른 존재이기에 항생제나 항바이러스제 치료에 반응하지 않는다는 점입니다. 어지간한 고열이나 염소 등으로는 소독도 안 되기에 프리온병으로 의심되는 환자의 채액과 접촉한 의료기구들은 폐기하거나 애초에 일회용 의료기구를 써서 의심 환자의 검사를 시행합니다.

이 환자들의 질병 유무를 모른 채 장기를 이식받는 경우에는 이식을 받은 사람도 프리온병이 발병하며, 이런 발병 케이스는 의인성 Iatrogenic 프리온병이라고 부릅니다.

프리온병은 크로이츠펠트-야콥병처럼 원인을 알 수 없이 단백질 변형이 일어나면서 발생하는 '특발성'의 형태가 대부분입니다. 하지만 유전적으로 발생하는 경우도 있어서 가족성 크로이츠펠트-야콥병, 치명적 가족성 불면증, 게르스트만-슈투로이슬러-샤잉커병 등의 유전성 프리온병도 알려져 있습니다.

의인성과는 좀 다르지만, 광우병처럼 프리온병에 걸린 개체를 음식으로 섭취하는 과정에서 프리온병이 발병하는 케이스도 드물게 보고되고 있습니다.[2]

쿠루병과 거인의 힘

에르디아 민족에게 어떻게 최초로 거인이 발생했는지 당시의 이야기를 볼까요? 신비한 유기생명체가 '유미르'라고 하는 여성의 척수에 접촉하여 거인으로 변신할 힘을 줍니다. 유미르라는 이름은 북유럽 신화 속 최초의 거인 이름에서 따온 것으로 보입니다.

유미르가 사망한 뒤에는 그녀의 사체(뇌와 척수 포함)를 그녀의 세 명의 딸들에게 나누어 먹게 하여 '거인화'의 힘을 계승시켰다고 합니다. 이미 사망한 상태의 사체를 먹는 방법으로도 '거인의 힘'이 계승된다는 방식은 프리온병에 걸린 개체를 섭취해도 질병에 걸릴 수 있는 것과 비슷한 개념으로 보입니다.

실제 역사상에서도 '식인'과 관련해서 프리온병이 발병한 케이스가 있는데, 파푸아뉴기니 섬에서 보고되었던 쿠루(Kuru-덜덜 떨린다는 것을 의미하는 파푸아뉴기니 말)병이 식인에 따른 프리온 발병과 전파를 알려준 사례입니다.

이 섬에서는 사람이 죽으면 가족들이 그의 사체를 요리해서 먹는 것이 장례 방법인데, 그를 통해 먼저 간 사람의 영혼을 자유롭게 만든다고 믿었습니다. 이렇게 요리된 사체를 나누어 먹는 과정에서 상대적으로 부드럽고 연한 뇌 부분을 여성이나 어린아이들이 주로 섭취하는데, 이 부위가 프리온 발병 가능성이 가장 높은 곳이었습니다. 그래서 섬에 사는 어린아이나 여성들에게서 쿠루병[3]의 증상이 나타날 때가 많았다고 합니다.

이 병이 식인과 연관됨을 증명하기 위해 미국 의학자들이 쿠루병으로 사망한 소녀의 뇌를 침팬지에게 먹여서 프리온병 발병 여부를 관찰했습니다. 예상대로 환자의 뇌를 먹은 침팬지에게서도 프리온병이 발병하여, 프리온에 의해 발생하는 병임을 규명할 수 있었습니다. 그리고 식인을 금지시키자 쿠루병의 발병률은 급속도로 떨어졌고, 마지막 쿠루병 환자가 2009년경에 사망했다고 알려졌습니다.

〈진격의 거인〉에 나오는 최초의 거인 능력 전승 방법이 사체를 먹는 방법이었다는 점에서, 작가가 '쿠루병'에 대한 내용을 참고했다는 생각이 들었습니다. 비록 사체를 먹는 목적은 파푸아뉴기니에서는 가족의 영혼을 자유롭게 만들어주기 위해서였고 에르디아에서는 유미르의 능력을 계속 소유하기 위해서라는, 정반대의 목적이지만 말입니다. 두 경우 모두 '쿠루병'과 '거인의 힘'의 계승이 일어났다는 점은 닮아 있습니다.

'거인의 힘'은 어디까지나 작품의 재미 증진과 주제 전달을 위한 '판타지적인 요소'에 가깝습니다. 현실적으로 인간이나 동물의 몸을 자유자재로 다른 형태로 바꾸는 방법 따위는 알려져 있지 않으니까요. 아마 미래에도 그런 능력을 인간에게 주는 일은 어려울 것으로 예상됩니다. 그래도 '거인의 발생 기원'이나 '거인의 힘을 계승하는 방식'에 있어서는 의학, 과학적인 이론들이 섞여 있습니다.

현실에 상상을 더하는 것, 그것이 흥미로운 이야기를 만들어가는 가장 좋은 방법 중 하나라고 생각합니다. 그런 의미에서 〈진격의 거인〉은 꽤나 멋진 창작물입니다.

3장

영화 속
질병 이야기

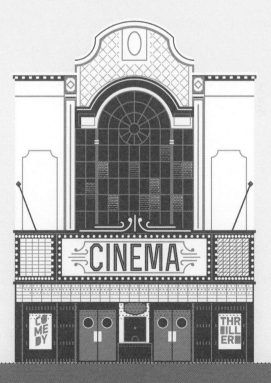

인간의 존엄성을 파괴하는
알츠하이머병에 대항하여

〈스틸 앨리스〉

21세기를 살아가는 사람들이 가장 두렵게 느끼는 질병은 무엇일까요?

아직 완벽하게 정복되지 못했고 수많은 사람들의 생명을 앗아가는 암, 수년 동안 전 세계 사람들에게 사회적 거리두기와 마스크 쓰기를 지속하게 만들었던 코로나19와 같은 전염병, 여러 사고로 인해 발생할 수 있는 중증 외상, 장기적으로 다양한 합병증을 일으킬 수 있는 고혈압이나 당뇨와 같은 만성 질환….

이런 질환들은 우리에게 큰 부담을 주고 이 질병들을 극복하기 위해 계속 노력하게 만듭니다. 그러나 인간의 평균 수명이 늘어나고 노년의 시간이 늘어나면서 우리를 가장 두렵고 걱정스럽게 만드는 병은 아마도 '치매Dementia'가 아닐까 싶습니다.

이 치매의 가장 흔한 원인이 바로, 우리에게도 익숙한 알츠하이머병Alzheimer's Disease, AD입니다.

알츠하이머병은 뇌 안에 이상단백질(주로 베타아밀로이드와 타우 단백질)이 비정상적으로 쌓이면서 세포를 죽게 만들고, 이로 인해 기억 장애, 언어 장애, 시공간 지각 능력 장애와 같은 다양한 이상 증상을 일으킵니다. 이 질환은 진행성이기 때문에 알츠하이머병에 걸리면 점차적으로 일상생활을 독립적으로 수행할 능력을 잃고 보호자의 도움에 의존해야 합니다.

건강한
뇌

알츠하이머병에
걸린 뇌

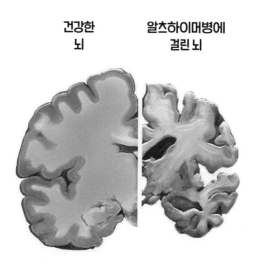

좌측은 정상, 우측은 알츠하이머병에 걸린 뇌의 모습. 알츠하이머병 환자의 경우,
신경세포 주위에 베타아밀로이드가 축적되거나,
신경 세포 내에 타우 단백질이 축적되는 모습이 관찰된다.

알츠하이머병을 잘 다룬 작품

전 세계적으로 많은 관심 속에서 예방과 치료법을 찾기 위해 노력 중이지만, 아직까지는 완벽하게 알츠하이머의 발병을 막거나 이미 발병한 환자를 완치시키는 방법이 개발되진 않았습니다. 또한 평균 수명의 증가로 발병하는 환자들이 늘어나고 장기적으로 환자와 주위 사람들의 생활에 큰 영향을 줍니다. 그러한 점에서 현대를 살아가는 모든 사람들이 자신이나 가족, 친지에게 발병할까 염려할 수밖에 없는 질환이기도 합니다.

예전처럼 단순히 '치매'라는 포괄적인 병명이 아니라 '알츠하이머병'이라는 질환에 대한 인식이 증가하면서 다양한 영화나 드라마, 소설 등에서 알츠하이머병을 앓는 환자의 이야기를 종종 다루고 있습니다.

영화 중에서는 〈내 머리 속의 지우개〉와 〈장수상회〉 그리고 2021년에 개봉했던 영국과 프랑스 합작 〈더 파더〉 같은 작품이 있죠. 알츠하이머병에 걸린 환자와 그를 돌보는 가족의 모습을 잘 보여준 작품입니다.

이외의 여러 영화 중에서 제 기준에 '알츠하이머병'에 대해 상당히 의학적으로 잘 다룬 작품을 꼽자면 〈스틸 앨리스〉라는 작품이 가장 먼저 떠오릅니다.

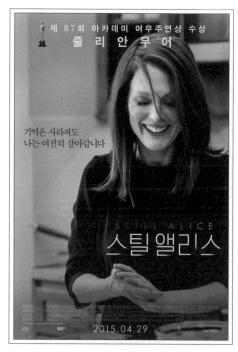

제 87회 아카데미 여우주연상 수상
줄리안 무어

기억은 사라져도
나는 여전히 살아갑니다

STILL ALICE
스틸앨리스

2015.04.29

스틸 앨리스

Still Alice, 2015

리처드 글랫저 연출,
줄리안 무어 외 출연

〈스틸 앨리스〉는 미국에서 2014년에 만들어져, 우리나라에서는 2015년에 개봉했던 영화입니다. 주인공인 앨리스 홀랜드라고 하는 50세의 언어학 교수에게 알츠하이머 치매가 발병하면서 생겨나는 변화들을 담담하면서도 서글프게 그렸습니다.[1]

2015년이면 제가 신경과 전문의가 된 지 5년 정도 지났을 시점이었습니다. 대학병원에서 근무하며 교수로서 학생도 가르치고 제

세부전공인 파킨슨병과 다양한 이상운동질환 환자들을 만나고 있을 때였죠. 물론 신경과 특성상, 알츠하이머병 환자들도 외래에서 종종 만나고 있었습니다.

처음에는 이 영화의 내용을 자세히 몰랐습니다. 제목만 듣고는 『이상한 나라의 앨리스』와 관련된 판타지 영화라고 생각했습니다. 친구가 '알츠하이머병을 앓는 환자에 대한 영화이고, 네 전공과 관련 되니 조금 더 다르게 감상할 수 있을 것'이라 설명했습니다. 그 덕분에 친구와 같이 오래간만에 영화관으로 향했던 기억이 떠오릅니다.

보통 병원 이야기나 질병을 다루는 영화들은, 의사의 입장으로 볼 때는 좀 애매하다 싶을 때가 많습니다. 대중을 상대로 하는 작품을 만들다보니 '의학 지식'이나 '병원의 실제 진료 상황'이 자세히 묘사되지 않기 때문이죠. 그보다는 의사, 의학, 병원은 어디까지나 양념이고 드라마가 주가 되는 경우가 많습니다.

그래서 큰 기대는 없이 보러 간 영화였는데, 제 예상보다 알츠하이머병에 대한 내용들이 잘 그려져 있어서 상당히 놀랐던 작품이었습니다.

주인공인 앨리스는 객관적으로 성공한 인생을 살고 있는 사람입니다. 미국의 명문대 중의 하나인 컬럼비아대학교에서 언어학 교수로서 커리어도 착실히 쌓은 인물이죠. 의사인 남편과 사이좋게 살아가며 세 명의 자식들도 다 잘 키워냅니다.

배우의 길을 가려는 막내딸과는 약간의 의견 차이를 보이긴 하지만, 그것 역시 부모와 성인이 된 자식 사이에 있을 수 있는 일상적인 갈등으로 볼 수 있는 정도입니다.

그러나 성공적이면서도 평화로운 그녀의 삶에 이상 신호가 나타나기 시작합니다. 강의를 하는 도중, 조깅을 하는 중에 '단어'들을 자꾸 기억하지 못하게 됩니다. 그녀가 언어학 교수였기에 단어가 잘 떠오르지 않는다는 것은 단거리 육상선수가 갑자기 뛰는 것이 느려지는 일만큼이나 이상한 일이죠.

그녀는 이런저런 단어들, 상당히 어려운 단어들이지만 그녀의 기준에서는 당연히 잘 떠올라야 할 단어들을 혼자 되새겨봅니다. 그녀는 단어를 떠올리고 철자를 외우는 일이 이전과 같이 되지 않음을 느낍니다. 병원을 방문하여 면담과 '간이정신상태검'[2] 등을 진행한 뒤, 알츠하이머병으로 진단을 받습니다. 실제로는 더 다양한 검사를 진행했을 듯하나 영화에서는 생략된 것으로 보입니다.

앨리스는 50세라는 비교적 젊은 나이였기에, 일반적으로 65세 이후에 발생하는 전형적인 노인성 알츠하이머병이 아닌 조발성 가족성 알츠하이머병으로 진단됩니다. 이 경우에는 유전자 이상이 원인이 되는 경우가 있으므로[3] 유전자 검사를 받는 장면, 그녀의 자식들도 유전자 검사를 받아볼지 고민하는 장면이 등장합니다.

이때 큰딸과 아들은 검사를 받고, 막내딸은 검사를 받지 않기로 합니다. 이 검사는 미래의 알츠하이머병 발병 위험도를 판단하지만 아직까지는 유전자가 양성으로 나온다 해도 병의 진행을 확실하게 막을 방법은 없습니다. 그렇기에 막내딸이 한 선택도 타당한 생각 중의 하나라고 볼 수 있습니다.

영화는 이후 앨리스의 치매 증상이 악화되는 모습들을 계속 보여 줍니다. 앨리스는 여러 단어가 쓰인 종이를 냉장고에 붙여 놓고 외우기도 하고 스스로 질문과 답을 반복하며 기억력을 붙잡기 위해 애씁니다. 하지만 그녀는 점차 기억력과 언어능력을 잃어버리고 결국 언어학 교수로서의 업무도 더 이상은 유지할 수 없는 지경에 이릅니다.

이때쯤, 그녀는 자신이 완전히 인지능력을 상실할 때를 대비하여 약물 과다 복용 방식의 죽음을 준비합니다. 이 비밀스러운 자살 프로젝트에 '나비작전'이라는 이름을 붙이죠. 이 작전을 성공하기 위해 미래의 자신에게 지시하는 영상을 미리 찍어 놓습니다.

이러한 슬픈 선택은 뛰어난 교수로서, 사랑스러운 아내로서, 훌륭한 어머니로서 살아온 자신의 삶의 모습을 다 잃어버린 채로 살아가고 싶지 않았던 마음이었을지도 모릅니다.

나비작전을 준비한 뒤로도 그녀의 병은 속절없이 진행되어 집 안에서 화장실을 찾지 못해 실수하는 모습을 보입니다. 이를 '공간 지각능력 장애'라 합니다. 막내딸이 나오는 연극을 보면서도 딸을 알아보지 못합니다. '실인증'이 나타난 것이죠. 앨리스의 남편은 다른 지역의 좋은 직장에서 제안을 받았으나 아내의 증상이 악화되자 그녀를 혼자 둘 수 없어 제안을 거절하고 아내를 간호합니다.

그러나 남편과 다른 가족의 노력에도 그녀의 증상은 호전 없이 진행됩니다. 전화기를 냉장고 안에 넣어 놓고 그 사실을 잊어버린 채, 전화기가 없어졌다고 매우 우울해하기도 합니다. 결국 한 달 만에 남편이 그 전화기를 찾아내는데, 정작 앨리스는 전화기를 잃어버린 지 하루밖에 지나지 않았다고 말합니다. 이러한 증상을 '시간 지각능력 장애'라 부르지요.

이후에 큰딸이 출산한 손자들을 봤을 때도 역시나 그들을 알아보지 못합니다. 실인증이 악화된 것이지요.

이런 식으로 점차 모든 인지능력을 상실해가던 그녀는 마침내 나비작전을 실행합니다. 자신이 촬영한 비디오 속의 자신을 굉장히 낯설어 하는 눈빛으로 쳐다보면서도 그 영상이 지시하는 대로 천천히 움직입니다. 이전에 숨겨놓았던 알약들을 찾는 데까지 성공합니다. 하지만 집에 찾아온 간병인의 소리에 놀라 약병을 떨어뜨리고 결국은 자신이 무엇을 하려고 했는지 기억해내지 못해 작전은 실패로 돌아갑니다.

이 부분에서 저는 정말 묘한 양가감정을 느꼈습니다. 우선은 눈물이 났죠. 그리고 앨리스가 죽지 않았다는 사실에 안도하면서도 그녀가 이루고자 했던 최후의 목표가 병으로 인해 실패했다는 점에서 안타깝기도 했습니다. 사실 자살이라는 형태의 죽음이 좋지 않다고는 생각합니다. 하지만 앨리스가 깊은 고민 끝에 준비했던 최후가 그녀가 지니게 된 기억력 장애로 인해 실패한 셈이기에 '알츠하이머병'이 얼마나 잔인한 질환인지를 다시 한 번 느끼기도 했습니다.

그런 다음 그녀가 왜 '나비'라는 이름을 이 작전에 붙였는지 생각해보았습니다. 아마 앨리스는 그리스 신화 속에 나오는 프시케 Psyche를 떠올렸던 것이 아니었을까 싶습니다. 프시케는 이름 자체의 의미도 영혼이며, 사랑의 신 에로스의 부인이 되어 인간에서 신으로 승격된 존재입니다. 그러면서 나비의 날개를 지니게 된 것으로도 잘 알려져 있습니다.

앨리스는 나비 날개로 상징되는 '영혼'을 지키고 싶다고 생각했던 것 같습니다. 그러기 위해서는 자신의 영혼을 이루는 모든 기억

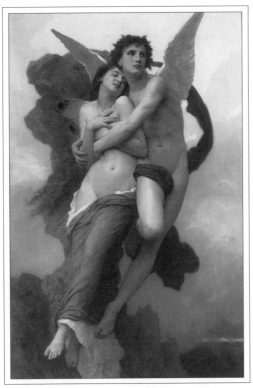

남편인 에로스와 함께 나비 날개를 달고 승천하는 프시케.

을 잃기 전에 죽음을 택하는 편이 맞다고 생각했을 수도 있고요.

또는 나비가 되기 전에 번데기처럼 세상과 단절된 상태로 퇴행하는 자신의 모습을 가족들에게 보여주고 싶지 않았을 겁니다. 그렇게 가족들에게 자유를 주고 싶다는 마음에 '나비'라는 이름의 죽음을 준비했던 것일지도 모릅니다.

어쨌든 이 작전이 실패한 뒤에도 앨리스의 병은 계속 진행되어 갑니다. 그녀의 상태가 심하게 악화되자 남편은 그녀의 모습을 더 이상 지켜보기 힘들어, 먼 곳에 직장을 얻어 떠나죠.

극의 종반에 이르러서 앨리스는 막내딸이 연극 각본을 읽어주는 것을 멍하니 듣습니다. 딸도 알아보지 못하고 딸이 읽어주는 내용을 알아듣는지도 알 수 없으며, 의미 있는 말도 거의 만들어내지 못하는 상태가 되죠. 그러나 딸이 던진 질문에는 단 한마디의 대답을 합니다.

"내가 읽고 있는 것이 무엇에 관한 내용 같나요?"

"사랑."

사랑이라는 짧은 대답은 '알츠하이머병'이라고 하는 이상한 나라에 갇히게 되었지만, 앨리스는 여전히 자신으로 남아 있다는 마지막 신호가 아니었을까 싶습니다. 모든 것을 다 잊어버린 듯, 그래서 나비작전도 실패할 수밖에 없었지만, 그래도 그녀는 영혼의 근원인 사랑만은 잊지 않았다고 호소하는 것 같습니다.

수년 전 영화관에서 나왔을 때, 그리고 다시 영화 내용을 떠올리는 지금도 여전히 알츠하이머병과의 싸움은 언제 끝날지 알 수 없는 터널 속을 지나는 것과 같단 생각이 듭니다. 그래도 환자, 보호자 그리고 의료진 모두가 희망을 버리지 말고 앞으로 나아가기를 바랍니다.

아무리 알츠하이머병으로 인한 시련이 가혹하더라도, 영화 속의 앨리스가 여전히 Still 앨리스로 남아 있듯이 우리 역시 포기하지 않는다면 치료의 길을 찾아낼 수 있다는 믿음을 가져봅니다.

한센병과 싸운
천년 전 불굴의 영혼
〈킹덤 오브 헤븐〉

인류의 역사 동안 수많은 질병들이 인간을 괴롭혀왔습니다. 그중 일부는 정복되기도 하고, 현대에도 어느 정도 조절만 될 뿐 근절되지 못하기도 하며, 지금까지도 치료법이 밝혀지지 못한 병이 존재합니다.

아직도 인류가 넘어야 할 산이 많지만, 몇몇 질병은 최근에 치료법이나 예방법이 발견되는 것을 보면 의사로서 굉장히 뿌듯한 기분이 듭니다. 비록 제가 직접 개발한 것은 아니어도 말이죠.

특히 역사를 뒤돌아볼 때, 과거에 수많은 사람들을 절망과 죽음으로 몰아넣었던 질환의 치료 방법이 개발된 경우에는 '인간 만세'를 외치고 싶을 만큼 흐뭇해지기도 합니다.

한센병도 인류를 끊임없이 괴롭혀왔지만 치료법이 개발된 질환 중 하나이며, 이제 그 고통에서 많은 사람들이 해방되고 있습니다.

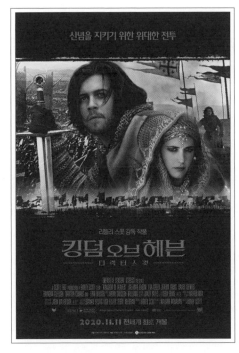

킹덤 오브 헤븐

Kingdom Of Heave, 2005

리들리 스콧 연출,
올랜도 블룸 외 출연

그러나 과거를 다룬 영화 속에서는 아직도 그 고통에 시달리던 사람들을 찾아볼 수 있습니다.

다양한 인간의 군상

〈킹덤 오브 헤븐〉은 2005년도에 개봉했던 리들리 스콧 감독의 영화입니다. '역사'를 좋아하는 저는 개봉 소식을 듣고 꼭 보러 가고 싶었습니다. 안타깝게도 그해에는 병원일이 너무 바빠서 영화관에서 직접 보진 못했죠. 몇 년 뒤, 텔레비전에서 방영할 때 시청한 영화입니다.

영화는 중세 시대 제1차 십자군 전쟁(1096~1099년)을 통해 세워진 예루살렘 왕국(이슬람 세력권 내의 기독교 왕국이죠)을 지키고자 하는 십자군 세력과 성지를 탈환하려는 이슬람 세력 간의 대결을 보여 줍니다. 그리고 그 안에서 치열하게 살아가는 다양한 인간들의 모습을 보여주는 서사물입니다. 실제 일어났던 역사적 사건들을 배경으로 하기 때문에 십자군 전쟁 당시의 역사를 알고 보면 더욱 재미있습니다. 그런 배경 지식이 없이 보더라도 화려하고 장엄한 화면을 감상하는 즐거움을 누릴 수 있는 작품이기도 합니다.

극장 상영분에 디렉터스컷 50여 분이 추가된 '감독판'을 봐야 진가를 알 수 있다고 하는 작품이기도 합니다. 저의 경우엔 워낙 리들리 스콧 감독의 영화 스타일을 좋아해서인지 극장판도 지루하지 않게 봤습니다.

제목, 시간과 공간적 배경 모두 매우 '종교적'이긴 하지만, 보다 보면 종교적인 가치보다 '인간'에 대한 이야기임을 알 수 있습니다. 예를 들면 기독교와 이슬람 두 종교의 성지 문제는 제목과 달리 '천국' 같은 광경은 나오지 않습니다. 오히려 지독하게 지옥 같은 전쟁터의 모습만 계속 볼 수 있죠.

천년 가까이 지난 현대에도 그 지역의 상황이 크게 달라지진 않았다는 점이 참 아이러니하게 느껴집니다.

이 영화 속의 처절한 전쟁과 전투의 끝은 결국 또 새로운 참상이라 할 수 있는

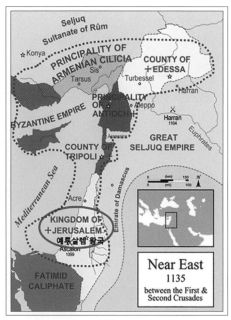

제1차, 제2차 십자군 전쟁 사이의 중동 정세. 예루살렘 왕국을 포함하여 점선 내의 국가들이 제1차 십자군 전쟁 이후 세워진 기독교 국가다. 이들 국가는 주위의 이슬람 제국과 왕국들에게 둘러싸여 있어 항상 불안정한 상태였다.

제3차 십자군 전쟁(1189~1192)으로 이어진다는 역사적 사실을 떠올리면, 묘하게 침울해지는 기분이 듭니다.

개인적으로는 리들리 스콧 감독의 전작들 중 하나인 〈블레이드 러너〉에 중세 시대 배경을 얹어서 만든 영화 같다는 인상도 받았었습니다. '지고의 가치'를 얻기 위해 투쟁할수록 그 가치로부터 자꾸 멀어지고 오히려 싸움을 멈출 용기를 냈을 때 그 가치의 편린이

나마 얻을 수 있는 모습을 보여주는 두 영화의 결말이 서로 굉장히 닮아 있다는 생각이 들어서였습니다.

십자군 전쟁을 다룬 영화답게, 작품 속에는 수많은 역사적 인물들이 등장합니다. 물론 모든 인물들이 역사적인 사실 그대로 재현되지는 않았지만, 영화를 본 뒤에 실제 역사를 찾아보면 한 캐릭터만은 오히려 역사적 사실이 영화 속의 모습보다 더 빛나고 위대하다는 생각이 듭니다.

바로 예루살렘 왕국의 왕인 보두앵 4세Baudouin IV입니다. 실제로 영화 러닝타임 중 보두앵 4세가 등장하는 분량은 다 합쳐도 5분이나 될까 싶을 정도로 짧습니다. 그러나 그의 존재감은 그 어떤 인물보다 강렬하며, 저에게는 이 영화를 떠올릴 때 가장 먼저 생각나는 인물이기도 합니다.

다양한 인간 군상들의 욕망과 다툼으로 가득 찬 위태로운 예루살렘의 상황 속에서도 보두앵 4세는 홀로 위엄과 지혜로 빛나는 모습으로 등장합니다. 진정한 지도자의 모습이 무엇인지 보여주었죠. 그로 인해 수많은 인물들의 존경과 사랑을 받습니다.

특히 기독교 진영과 대척점에 있으나 또 다른 명군인 살라딘과 나눈 대화 장면은, 그 어떤 전투 장면보다 더 장엄하게 느껴졌습니다.

그리고 저에게는 보두앵 4세는 '예루살렘 왕국'과 '성도(聖都) 예루살렘'을 동시에 상징하는 존재로 여겨졌습니다. 한센병으로 망가져 점차 혼자 몸을 가누기도 힘들어진 보두앵 4세처럼, 예루살렘 왕국 역시 사방이 적으로 둘러싸여 그 존립이 위태로워졌죠. 그러나 오랜 전쟁으로 도시의 겉모습은 만신창이가 될지언정 성도로서의 예루살렘의 가치가 변하지 않듯이, 보두앵 4세의 정신은 그가 숨을 다하는 순간까지도 올곧음을 유지했습니다.

보두앵 4세를 좀먹어가던 질환인 한센병은 나균(나종균)이라는 박테리아에 의해 발생하는 만성 감염성 질환으로, 우리나라에서는 과거에 '나병' '문둥병' 등으로 불리기도 했습니다. 문둥병이라는 용어는 '피부가 문드러지다'라는 표현에서 나온 만큼, 한센병 환자들에 대한 차별과 거리낌을 나타내 현재는 사용되고 있지 않습니다.

한센병의 비극

한센병은 상기도 감염의 방식, 즉 기침이나 재채기 등을 통해 주로 전염됩니다. 상대적으로 질병의 심각도가 높지 않은 결핵형 Tuberculoid과 광범위한 피부 병변이 발생하고 신장이나 남성 생식 기관 등에도 이상이 발생하는 나병형Lepromatous이 있습니다. 보두앵 4세는 전신에 병변을 보였고 젊은 나이에 사망에 이르렀습니다. 자식도 두지 못한 점 등을 보아 나병형이라고 볼 수 있습니다.

예전에는 한센병에 대한 치료 방법도 없었고, 병에 의해 발생하는 피부 병변으로 환자들의 외모 변형도 심하여 사회적으로 배척당하던 질환이었습니다. 외모는 변형되지만 인지기능은 정상이기에 환자와 그 가족들의 고통은 더 클 수밖에 없었습니다. 한때는 하늘에서 내린 형벌이란 의미로 '천형'이라 불리기도 했습니다.

사회적으로 배척당하던 한센병 환자들의 모습은 사극 드라마에서도 종종 등장합니다. 1999년 방영된 드라마 〈허준〉에서도 '나환자촌'이 나옵니다. 일본 애니매이션 〈원령공주〉에도 한센병을 앓는 사람들이 등장하며, 그들을 배척하는 문화가 강했기에 존중해주는 지도자인 에보시가 주인공만큼이나 강렬한 인상을 남깁니다.

한센병에 대한 관념은 서양 역사에서도 그다지 좋지 않기는 마찬가지였습니다. 이 질환을 일으키는 원인균인 마이코박테리아 계통의 DNA, 정확히는 결핵균Mycobacterium Tuberculosis은 1만 7천 년 전에 영구 동토에 묻혔던 들소의 뼈에서도 발견된 바가 있습니다.[1]

한센병을 앓고 있는 것으로 보이는 환자들의 모습은 이집트, 그리스, 로마의 기록에서도 나타납니다. 그리고 중세 시대에 한센병이 유럽으로 퍼지면서 그에 의한 비극이 절정에 달한 것으로 보입니다.

기독교 중심의 사회였던 중세에 한센병 환자들은 그들의 죄로 인해 병에 걸렸다는 손가락질을 받기도 했습니다. 한편으로는 이미 현세에서 연옥의 고통을 견디고 있기에 환자들이 사망하면 바로 천국에 간다는 믿음이 있기도 했습니다.

1873년에 노르웨이의 의학자인 게르하르 아르메우에르 한센 Gerhard Armauer Hansen이 원인균인 '마이코박테리움 레프라에 Mycobacterium leprae'을 발견하기 전까지 유전병으로 여겨져, 환자와 가족들에게 더욱 큰 부담을 주었습니다.

한센병은 원인균의 발견자인 한센의 이름을 따서 만들어졌죠. 한센병을 뜻하는 영단어인 'Leprosy'는 '비늘이 있는Scaly'이라는 뜻의 그리스어 낱말 '레프로스Lepros'에서 기원합니다.[2] 이 병명 역시 '피부'와 관련되어서 환자들에게 고통을 주는 '외모 변형'에 대한 면이 강조된다고 볼 수 있습니다.

어쨌든 보두앵 4세는 9세에 발병하여 24세에 사망할 때까지 육체적, 정신적 그리고 사회적 고통을 견뎌내야 했을 것입니다. 왕이라서 대놓고 배척당하진 않았으나, 한센병을 앓는 상황은 왕이라는 직위를 유지하는 데 여러모로 불리했을 것입니다.

그러나 보두앵 4세는 그 시련을 견뎌내고 건강한 사람들보다 더욱 위대한 업적을 이루어냈기에, 역사와 영화 속 모두에서 눈부시게 빛나는 존재감을 남길 수 있었습니다.

영화 말미에 보두앵 4세의 조카가 한센병이 발병한 것을 암시하는 장면(피부 병변에 감각이 저하되는)이 등장합니다. 보두앵 4세의 누이인 시빌라 공주는 자신의 아들이 미래에 받게 될 고통을 알기에 일종의 안락사를 시도를 합니다.

시빌라 공주의 아들은 한센병 환자였던 보두앵 4세와 오래 가까이 지냈기 때문에 감염이 되었을 것입니다. 면역력이 상대적으로 취약한 어린아이라면 더욱 그랬겠죠.[3] 하지만 이 질병에 대해 잘 모르는 사람들이 보기에는 '유전병'처럼 오해할 수 있는 장면이며, 19세기 이전의 상식으로는 유전병이라고 생각할 수밖에 없는 상황임을 보여주는 것이 아닐까도 싶습니다.

물론 현대에 들어 한센병은 항생제 치료를 통해 완치가 가능합니다. 유전병이 아니라는 것도 밝혀졌기에 한센병 환자와 가족들은 이전처럼 배척을 받으며 살아갈 필요가 없습니다. 만약에 보두앵 4세가 현대 의학의 힘으로 한센병에서 완치될 수 있었다면, 예루살렘 왕국의 운명과 십자군 전쟁의 향방은 어떻게 되었을지 궁금해지네요.

파킨슨병 치료제가 개발되던 시대의 모습
〈사랑의 기적〉

현대 의학의 기틀이 된 서양 의학의 아버지는 바로 고대 그리스 시대의 의사인 '히포크라테스'입니다. 그의 의학 지식은 후대에도 전해져 의학 체계와 의사라는 직군이 자리 잡는 데 큰 영향을 미쳤습니다.

히포크라테스가 살던 고대 그리스의 문화를 많이 반영하는 '신화'도 고대 로마를 거쳐 계속 전해져 현대 서구 문명의 기저에 많은 흔적을 새겼습니다. 그래서 서양 의학을 기반으로 형성된 현대 의학 용어는 그리스-로마 신화와 연관된 기원이 꽤나 많습니다.

저는 의학을 공부한 의사지만 예전부터 그리스-로마 신화를 매우 좋아했습니다. 그리스-로마 신화와 현대 의학 용어와 어떤 연관이 있는지 항상 관심을 가졌고요. 2021년에는 의사의 관점으로 그리스-로마 신화를 해석하고, 의학 용어 속에 남은 신화의 흔적을 글에 담아 책을 출판했습니다. 그럼에도 책 한 권에 다 풀 수 없을 만큼 많은 이야기들이 남아 아직도 글을 써서 정리하기를 반복하고 있습니다.

그중 그리스-로마 신화에 신경과 질환과 관련된 용어의 흔적을 살펴보려 합니다. 바로 파킨슨병Parkinson's Disease입니다.

기면성 뇌염의 어원

뇌염(腦炎, Encephalitis)은 누구나 한 번쯤 들어보았을 겁니다. 요즘에는 과거보다는 덜 하지만 20년 전만 해도 여름마다 '일본 뇌염'을 조심해야 한다며 예방 접종을 하고 모기 퇴치에 전 국민이 노력을 기울였으니까요. 여러 종류의 뇌염 증상, 원인, 진단, 치료 방법과 예후에 대해서 다 다루기에는 굉장히 긴 여정입니다. 그러니 '그리스-로마 신화의 흔적이 남아 있는 뇌염'에 대해서만 이야기를 나눠볼까 합니다.

이번에 다룰 뇌염은 바로 '기면성 뇌염(嗜眠性 腦炎, Encephalitis lethargica)'입니다. 이 질환은 한문과 영문 이름에서 어느 정도 증상에 대한 설명이 들어가 있죠. '기면'과 'Lethargy'이라는 표현에 맞게 '과도한 졸림 증상Extraordinary sleepiness'을 보인다고 알려져 있습니다.[1]

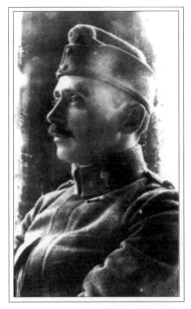

에코노모의 사진(좌)과 그가 1931년에 정리하여 발표한
'기면성 뇌염의 후유증과 치료'에 대한 논문 표지(우).

　이 질환은 1890년대에 처음, 의사들에 의해 알려졌습니다. 그 당시에는 '인플루엔자 감염 후 발생한 히스테리증'이라고 했습니다. 이 질환에 대한 개념을 가장 먼저 정립한 사람은 오스트리아의 신경해부학자인 콘스탄틴 폰 에코노모Constantin von Economo입니다.

　에코노모는 1917년에 기면성 뇌염의 급성 증례를 보고했으며, 이 질환의 증상으로 두통, 발열, 안구 운동 마비, 위에서 언급했던 과도한 졸림(기면)을 강조했습니다. 기면성 뇌염이 본격적으로 의

학계의 관심을 끈 시점은 1918년부터 거의 팬데믹 수준으로 이 질환이 퍼지기 시작했을 때입니다. 이 질환으로 인해 사망에 이르거나 후유 장애를 얻은 사람들은 거의 백만 명에 이른다고 추산됩니다.[2] 질병 확산 시작 후, 거의 10년째가 되던 1927년에 갑작스럽게 유행 사태가 종식되었습니다.

이 질환의 정확한 원인은 불명확하나 감염이 되고 그 뒤에 자가면역 반응에 의해서 발생한다는 추측을 할 수 있습니다. 실제로 인플루엔자 바이러스 감염 이후 기면성 뇌염 증상 발생에 대한 연구 결과도 있었습니다.[3] 그러나 여전히 1900년대 초반을 휩쓸었던 기면성 뇌염 팬데믹의 정확한 원인은 밝혀지지 않은 상태입니다. 원인과 별개로 이 질환이 급속도로 전 세계에 퍼지게 된 것은 제1차 세계대전이 끝날 무렵, 전쟁에 참전했던 병사들이 각자의 고향으로 돌아가기 위한 이동과 관계된다고 봅니다.[4]

이 질환은 급성기에도 기면증처럼 신경학적 이상 증상이 나타나지만, 만성기 증상과 후유 증상으로 떨림, 근육 강직, 느린 움직임과 같은 파킨슨 증상Parkinsonism이 나타나기도 합니다. 이와 같은 파킨슨증을 가진 환자들을 대상으로 파킨슨병의 치료제인 레보도파Levodopa를 투여하여 증상이 호전되는 것을 관찰할 수 있었습니다.[5] 이와 같은 내용을 영화화한 것이 바로 1990년에 개봉했던 영화 〈각성Awakenings〉, 국내 개봉명은 〈사랑의 기적〉이었습니다.

이 영화는 1960년대를 배경으로 하여, 1920년대를 휩쓸었던 기

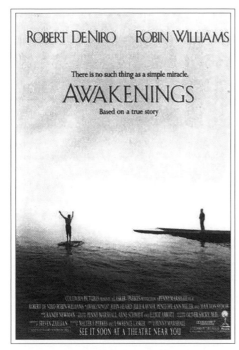

사랑의 기적

Awakenings, 1991

페니 마샬 연출,
로버트 드 니로 외 출연

면성 뇌염의 후유증인 파킨슨 증상으로 누워 지내던 환자에게 레보도파를 투여하여 잠시나마 기적적인 치료 반응을 얻는 장면이 나옵니다. 이 파킨슨증은 뇌염의 후유 증상이기에 신경퇴행성질환인 파킨슨병과는 원인이 다르지만, 어쨌든 이 질환을 앓게 된 환자들 역시 파킨슨병 환자와 비슷한 느린 움직임, 강직(근육의 뻣뻣함), 걸음걸이 이상과 같은 증상을 보입니다.

영화 속의 주인공은 두 명인데, 치료를 시행하기 위해 고군분투하는 의사와 40년 만에 다시 일어나서 여러 경험을 하는 환자입니다. 영화는 의사와 환자의 모습을 생생하게 그리고 감동적으로 그립니다.

영화에서 파킨슨증의 원인에 대해 설명하는 컨퍼런스 장면과 '레보도파'라는 약물이 처음 개발될 때의 모습, 가루로 된 약제를 저울로 무게를 재는 광경이 나옵니다. 거의 500mg을 투약했던 것으로 기억나는데, 처음 레보도파 약제를 만들 때는 약의 흡수를 도와주는 '카비도파' 복합 제형도 아니고 얼마의 양을 투약해야 한다는 기준도 불분명하여 환자의 반응을 보며 약의 용량을 증량해야 했습니다. 아마 그를 반영한 용량이었겠죠.

요즘엔 알약(레보도파가 뇌로 충분한 양이 넘어가도록 도와주는 카비도파나 벤세라지드 복합 제형)의 형태로 초기에는 100~150mg/일(day) 정도의 용량으로 환자들에게 처방합니다. 환자들에게 발생할 수 있는 부작용도 잘 알려져 환자가 약을 잘 복용하고 효과를 충분히 얻을 수 있도록 합니다.

레보도파 외에도 도파민 수용체에 작용하는 도파민 효현제나 도파민 분해 효소 억제제 등의 약제들도 개발되어 파킨슨병 환자의 증상 치료에 많은 도움을 주고 있습니다.

기면성 뇌염에 대한 설명이 상당히 길어졌는데, 처음에 언급했 듯이 기면성 뇌염 이름은 그리스-로마 신화와 관련이 있습니다. 바로 망각의 여신 '레테Lethe, Λήθη'의 이름이, 무기력과 기면을 의 미하는 'Lethargy'라는 단어의 어원이기 때문입니다.

레테는 불화의 여신 에리스의 딸(헤시오도스 전승) 또는 하늘의 신 인 아이테르와 땅의 여신 가이아 사이의 딸(히기누스 전승)[6]이라고도 전해집니다. 어쨌든 '망각'이라는 개념을 의인화한 여신으로 알려 져 있습니다. 망각을 담당한다는 특성 때문에, 기억의 여신인 '므 네모시네(Mnemosyne, Μνημοσύνη: Amnesia라는 단어의 어원)'와 함께 엮여서 알려졌습니다. 그러나 므네모시네는 우라노스와 가이아 사 이에서 태어난 티탄 신족으로써 자매라고 보기에는 조금 애매하기 도 합니다.

또한 레테는 그리스-로마 신화 속 저승에 대한 묘사에서 등장하 는 이름이기도 합니다. 그리스-로마 신화 속의 저승 또는 지하세 계에는 다섯 개의 강(아케론, 플레게톤, 코퀴토스, 레테, 그리고 스튁스)이 흐릅니다. 그 강을 모두 건넌 뒤에 인간들의 영혼은 저승의 판관인 미노스Minos, Μίνως의 판결에 따라, 죄가 깊은 자들은 지옥이라 할 수 있는 타르타로스에 가기도 하고 선량하고 정의로운 자들은 낙 원인 엘뤼시온Elysium으로 가기도 합니다. 그리고 지옥이나 낙원에

갈 정도가 아닌 사람들은 이승에서의 모든 기억을 잊고 다시 태어
날 준비를 하죠.

이때 중요한 역할을 하는 것이 바로 망각을 담당하는 '레테의 강
물'입니다. 이 강은 잠의 신인 히프노스의 거처 주변을 휘돌아 흐
르며, 강가에는 사람을 몽롱하고 잠에 취하게 만드는 여러 식물들
(양귀비와 같은)이 피었다고 묘사됩니다.

레테 강의 물을 마시면 이승에서의 기억을 모두 잃게 되는데, 이
는 다음 생을 시작할 수 있는 준비 과정이라고도 할 수 있습니다.
여기에서도 므네모시네와 엮어서 므네모시네라는 연못이 레테 강
의 근처에 있다는 이야기가 전해지기도 합니다. 레테의 강물 대신

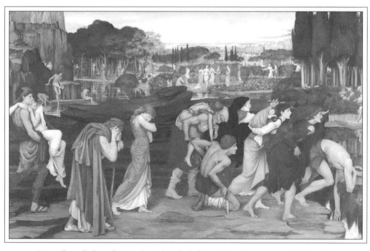

존 로뎀 스펜서 스탠호프의 그림. 〈엘뤼시온 평원 옆을 흐르는 레테의 강물〉

므네모시네의 연못물을 마시면 전생의 기억을 잊지 않을 수 있다고도 하죠. 흘러가는 강물은 망각으로, 고여 있는 연못의 물은 기억으로 설정한 비유가 재미있게 여겨집니다.

그런데 망각을 의미하는 레테가 어째서 '무기력'과 '기면'을 의미하는 'Lethargy'라는 단어의 어원이 되었는지 의문이 들 수도 있습니다. 사실 기억과 반대되는 개념이면 '기억상실증Amnesia' 정도일 것 같은데 혼수상태와도 비슷한 기면이라고 불리니까요. 그러나 레테의 강물을 마신 사람들을 묘사하는 신화 속 내용을 보면, 아주 적절한 어원이라는 생각이 듭니다.

레테의 강물을 마시면 단순히 기억이 사라질 뿐만 아니라, 그에 따라 희로애락도 느끼지 못하고 세상만사에 무관심해지는 상태에 빠진다고 합니다. 말 그대로 새로운 삶을 위해 지난 삶의 흔적을 완벽하게 지워버리는 것이죠. 기계로 비유하자면 컴퓨터의 포맷과 비슷한 상태라고 볼 수 있습니다.

저승에 간 영혼들이 강물을 마시고 나서 기억이 소실될 뿐만 아니라 감정의 동요도 없고 외부 자극에 대한 반응도 없는 상태로 멍하니 앉거나 누운 모습이었다면, '기면성 뇌염'에 걸렸던 환자들의 상태와 흡사했을 듯합니다.

물론 레테의 강물은 이미 생을 마친 영혼들이 마시는 것이므로 그들이 'Lethargy' 상태에 빠지는 것은 새로운 시작 전 쉬어 가는 시간에 가깝지만, 기면성 뇌염 환자들은 삶이 지속되므로 그 상태에서 깨어나야만 합니다.

현대 의학은 다양한 신경계 질환에 대한 원인 규명과 치료법 개발을 위해 노력을 지속하고 있습니다. 언젠가는 기면성 뇌염 환자들에게 므네모시네의 연못물과 같은 완벽한 치료 방법을 안겨줄 날이 오기를 기대해봅니다.

후두염을 치료한
빨강머리 앤의 지혜

〈빨강머리 앤〉

이 작품은 정확히 말하자면, 드라마로 제가 영화관이 아닌 텔레비전에서 본 작품입니다. 그러나 최근에는 동영상 서비스가 발달하면서 넷플릭스에서도 볼 수 있기에, 영화의 영역으로 슬쩍 집어넣어 이야기해보고자 합니다.

〈빨강머리 앤〉은 소설, 애니메이션, 그리고 드라마로 여러 차례 접했던 작품이고, 저에게 앤은 어린 시절을 함께한 친구처럼 느껴지는 존재입니다.

앤이라는 고아 소녀가 두 남매, 매튜와 마릴다 커스버트가 사는 집에 입양됩니다. 여러 우여곡절을 거치며 진정한 가족이 되고, 순박한 동네 사람들과 교류를 합니다. 또래 친구들과 어울려 지내며 겪는 이야기들이 너무나도 생생하고 흥미롭게 묘사되어 누구나 편

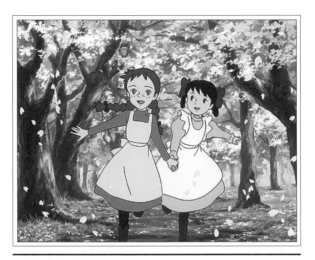

빨강머리 앤
Anne of Green Gables, 1979

타카하타 이사오 연출, 히사무라 에이코 외 출연

안하게 즐길 수 있는 작품이기도 합니다.

19세기 캐나다라는, 시간적으로나 공간적으로나 굉장히 머나먼 배경임에도 현대 한국을 살아가는 사람에게도 공감을 불러일으킨다는 점이 〈빨강머리 앤〉의 매력입니다.

의사의 자질을 지녔던 빨강머리 앤

제가 어린 시절에는 빨강머리 앤의 뛰어난 상상력과 끊임없는 재잘거림이 너무 좋았었지만, 나이가 좀 들고 다시 보니 앤과 같은 수다쟁이 어린아이를 잘 받아준 커스버트 남매가 대단하게 느껴졌습니다. 그리고 의사의 입장에서는, 앤에게서 '훌륭한 의사가 될 잠재력'을 발견할 수 있었습니다. 의사 중에서도 '소아청소년과와 응급의학과' 의사가 될 재능이 엿보이는 순간이 종종 등장합니다.

앤의 재능이 가장 잘 드러나는 순간은 이웃집 어린아이인 미니 메이의 응급처치를 훌륭하게 완수할 때였습니다.

미니메이는 앤의 가장 소중한 친구인 다이애나의 여동생입니다. 작품 속에서 자주 등장하진 않지만, 친한 친구의 동생이기에 종종 언급되곤 하던 어린 소녀였죠. 미니메이는 어느 겨울밤에 갑자기 후두염(크룹, Croup)에 걸려 힘들어 하는데, 이때 하필 집안의 어른들 모두 외출한 상태였습니다. 집 안에는 어린아이인 다이애나와 아픈 어린아이를 돌본 경험이 없는 가사도우미밖에 없는 상황이었습니다.

이 사건이 발생하기 전, 앤과 다이애나는 앤의 집에서 자그마한 티 파티를 하다가 앤이 마리라가 매튜를 위해 담가 놓았던 딸기술을 주스로 착각하여 다이애나에게 대접했습니다. 그 술을 마신 다이애나는 완전히 취해버렸죠. 술 취한 딸을 보고 머리끝까지 화가 난 다이애나의 부모는 앤과는 다시 놀지 못하도록 엄포를 놓았고, 이로 인해 두 친구는 서로 왕래하지 못한 채 시간을 보내야만 했습니다.

그래서 밤중에 다이애나가 앤이 사는 집에 찾아왔을 때, 앤과 커스버트 남매는 매우 놀란 상태였습니다. 부모님의 말을 어기고 앤을 만나러 올 만큼 큰일이 벌어졌음을 직감할 수 있었으니까요.

다이애나는 아픈 동생 때문에 너무나도 놀랍고 무서워서 앤을 찾아옵니다. 이때 앤은 침착하게 다이애나를 진정시키고 무슨 일이 벌어졌는지 차분하게 묻습니다. 다이애나의 말을 듣는 앤의 모습은 마치 응급실에 방문한 환자나 보호자와 대화하는 의사의 모습을 떠올리게 합니다.

미니메이를 진료할 의사를 데려오기 위해 매튜는 마차를 몰고 읍내를 향해 떠났고, 그 사이에 앤은 다이애나와 함께 미니메이가 앓고 있는 집을 향해 달려갑니다. 다이애나의 집에 도착해 미니메이를 마주한 앤은, 환자를 진찰하는 의사처럼 침착하게 미니메이의 상태를 파악하고 필요한 응급처치를 합니다.

앤은 미니메이가 보이는 증상이 커스버트 집안으로 오기 전에 지내던 집에서 돌보던 세 쌍둥이들(19세기에는 어린아이도 식모살이를 해야 하는 시대였음을 보여줍니다)이 앓았던 '크룹'과 같다는 것을 파악합니다. 앤은 우선 난로에 물을 올려 끓여 김이 나도록 만듭니다. 집 안의 온도와 습도를 적정하게 맞춘 것이죠. 그리고 챙겨온 이페칵시럽[1]을 미니메이에게 먹이고, 미니메이가 안정을 취할 수 있도록 도와줍니다. 어린아이의 호흡기 증상에 대한 냉정하고도 침착한 대처였습니다. 그 모습은 환아 및 그 가족을 진정시키는 실제 소아청소년과 의사들의 진료 과정에서도 볼 수 있습니다.

몇 시간이 지나 매튜가 데리고 온 의사가 다이애나의 집에 도착했을 즈음엔 미니메이의 상태는 많이 안정되어 있었습니다. 의사는 미니메이의 응급처치를 해낸 앤에게 훌륭하다는 칭찬을 건넵니다. 뒤늦게 집에 돌아온 다이애나의 부모임은 앤 덕분에 귀한 딸을 구했다는 사실을 알고 크게 기뻐하며 고마워합니다. 당연히 다이애나와 앤이 다시 어울릴 수 있도록 허락하는 것도 잊지 않았죠.

친구의 동생을 치료하고 친구와의 우정도 회복한 앤은, 춥고 깊은 겨울밤임에도 그 누구보다도 더 행복한 소녀가 될 수 있었습니다. 아마 앤이 느꼈던 기쁨은 응급실로 방문한 소아 환자의 치료를 잘 끝내고 아이의 편안한 모습을 확인하며 가족들의 감사를 받는 순간을 맞이한 의사들의 기쁨과도 닮아 있을 것입니다.

영화 속 크룹 바이러스의 모습

이 에피소드 속에서 등장하는 크룹은 소아에게서 발생할 수 있는 바이러스성(가장 흔한 원인은 파라인플루엔자 바이러스, PIV) 상기도 감염 질환의 하나입니다. 염증에 의해 후두 점막이 부어올라 숨 쉬기가 힘들어지는 병이죠. 이로 인해 특징적인 기침 소리를 나타냅니다. 개가 짖는 것처럼 '컹컹'거리는 소리를 낸다고 하여, 영어로는 'Barking Cough'라고 불립니다.

응급실에서 근무하는 의사들은 응급실 문 밖에서 들리는 기침 소리만 듣고도 크룹 환자가 오는 것을 눈치 챌 수 있다고 말하기도 하죠. 특징적인 기침 소리 외에도 열, 쉰 목소리, 숨 쉬기 힘들어하는 모습 등이 동반되기도 합니다.

대부분의 크룹은 심각한 상태로 진행되지 않으며, 집에서 편안히 쉬고 집 안의 온도와 습도를 맞춰 충분히 수분을 공급하는 대증 치료만으로도 자연스럽게 호전될 때가 많습니다. 드물게 후두가 아주 심하게 붓거나 박테리아 감염이 동반되는 경우에는 호흡 곤란이 발생할 수 있으며, 이럴 때는 병원에 방문하여 적절한 처치를 받아야 합니다.

병원에서 크룹 환자에게 시도하는 치료에는 전신 또는 흡입 코티코스테로이드의 투여, 에피네프린 흡입 요법, 동반 박테리아 감염이 있을 때 항생제 투여 등이 있습니다.[2]

적절한 진단과 치료도 중요하지만 가장 중요한 것은 크룹에 걸리지 않기 위한 예방이기에, 어린아이를 돌보는 집에서는 상기도 감염 예방을 위한 손 위생 유지, 감염 질환이 의심되는 사람들과

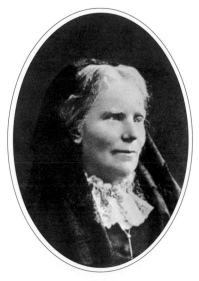

세계 최초의 여의사(의대를 졸업하고 의사 면허를 받은)인
엘리자베스 블랙웰. 그녀는 1849년에 세계 최초의 여의사가 되었다.

거리 두기, 그리고 심각한 감염 발생을 막기 위한 적절한 백신 접
종 등이 잘 이루어지도록 하는 노력이 필요합니다.

앤이 보여준 미니메이의 치료 과정은 정말 훌륭했지만, 결국 이
어지는 이야기 속에서 앤은 '의사'나 '간호사'가 되지는 않습니다.

앤이 살았던 시대, 지역 등을 고려할 때 현실적으로 여성이 의사
가 되기는 힘든 상황이었고, 앤의 꿈은 '영문학'을 공부하는 것이
었기 때문에 의학도의 길을 걷지는 않습니다.

결국 앤은 훌륭한 교사가 되었고, 그녀의 연인이자 미래의 배우

자인 '길버트 브라이스'가 의사가 되었습니다.

비록 의사가 되진 않았지만, 훗날 앤이 여섯 명의 자녀를 낳아 기르는 과정에서 그녀의 소아응급처치 경험은 빛을 발했을 터입니다. 앤의 아이들도 어머니의 모습을 닮아서인지 앤의 후일담을 다룬 책(제가 읽었던 한글판 책의 제목은 『앤의 딸 리라』였습니다)에서는 앤의 자녀들 중 맏아들은 '의사'가 되었고 막내딸은 '청소년적십자(소녀적십자) 활동을 했었다'는 내용이 언급되기도 합니다.

앤과 같은 친구는 소녀 시절에 만나도 행복하겠지만, 의대 동기로 또는 의사가 된 뒤에 같이 일하는 동료로서 만났어도 정말 즐겁고 든든했을 거란 생각이 듭니다.

온갖 종류의 건강 문제를
지닌 채 살아가는 미래인들

〈매드맥스〉 시리즈

영화를 볼 때, "저런 영화 속 세상에 들어가 보고 싶다!"라는 느낌이 드는 작품이 있는가 하면, 반대로 "너무 재미있기는 한데, 절대 저 영화 속 같은 세상에는 가고 싶지 않아!"라는 생각이 드는 작품이 있습니다.

후자의 가장 대표적인 작품이자, 영화관에서 감상할 가치가 넘치는 작품 중 하나가 바로 〈매드맥스〉 시리즈입니다.

〈매드맥스〉는 우리가 살던 세상이 핵전쟁으로 추측되는 모종의 사건으로 멸망해버려, 황폐해진 대지 위에서 거칠게 살아가는 인간들의 고군분투하는 모습을 보여주는 '포스트 아포칼립스' 작품의 대표라고 할 수 있습니다.

이 시리즈는 광활한 사막의 풍경, 그 위를 질주하는 바이크와 대

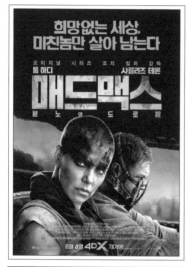

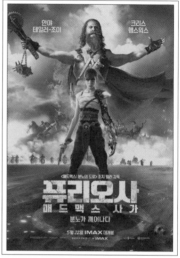

매드맥스: 분노의 도로

Mad Max: Fury Road, 2015

조지 밀러 연출, 톰 하디 외 출연

퓨리오사: 매드맥스 사가

Furiosa: A Mad Max Saga, 2024

조지 밀러 연출, 안야 테일러 조이 외 출연

형 트럭들을 비롯한 다양한 개조 차량, 데스메탈 밴드 멤버들을 연상시킬 만큼 강렬한 스타일의 수많은 등장인물이 등장합니다. 그리고 그들이 보여주는 화끈하면서도 잔혹한 액션들이 조화를 이루어, 영화를 보는 사람을 정신없이 빠져들게 만드는 매력이 가득합니다.

특히 기존 시리즈인 〈매드맥스〉 1~3편 이후 30년 만에 다시 만들어진 〈매드맥스: 분노의 도로〉와 〈퓨리오사: 매드맥스 사가〉는 액션과 스토리 모두 이전 작품보다 더 흥미진진하고, '사가(SAGA-

북유럽의 중세 장편 소설 형식의 문학)'라는 제목답게 비장한 영웅 신화적인 면모가 강화되기도 하였습니다.

이 영화의 또 하나의 흥미로운 점은 감독인 조지 밀러가 '정형외과 의사 출신'이라는 것입니다. 조지 밀러는 의사로서의 정체성을 살려 아들이 걸린 부신 대뇌백질 위축증이라는 희귀 질환의 치료법을 찾기 위해 노력하는 부모의 이야기를 다룬 〈로렌조 오일〉이라는 영화를 만들기도 했지만, 〈매드맥스〉 시리즈를 통해서는 액션 영화 감독으로서도 거장의 반열에 올라섭니다.

〈매드맥스〉라는 작품의 특성상 조지 밀러 감독이 지닌 의사로서의 특성이 별로 드러나지 않을 것 같지만, '의사가 만든 영화'라는 느낌이 묻어나는 지점들을 찾아낼 수 있었습니다.

2015년과 2024년 작품을 중심으로, 의사 출신 감독이 만들었기에 나타날 수 있는 특성을 한번 살펴보고자 합니다.

영화 속 인물, 워보이들이 앓고 있는 질병

〈매드맥스〉를 보고 나서 가장 인상적인 캐릭터를 떠올려보면, 주인공인 맥스나 퓨리오사보다는 "기억해줘!"를 외치는 워보이 출신의 '녹스'가 더 강렬한 인상으로 남습니다.

녹스는 다른 워보이들처럼 전신을 하얗게 칠하고 입에는 크롬 스프레이를 뿌려가며, 임모탄을 위해서 싸우다 명예롭게 죽는 것에 집착하는 광신도였습니다. 그러다 자유의지에 따라 친구들을 위해 희생하는 숭고한 인간으로 진화하는 입체적인 캐릭터입니다. 게다가 의사의 입장에서 분석하고 싶은 '질환'을 지닌 환자이기도 합니다.

매드맥스의 배경이 핵전쟁 이후 문명이 무너지고 환경이 오염된 세계인 만큼, 망가진 환경에서 살아가는 사람들의 건강 상태가 그다지 정상적이지 않다는 점이 영화 내내 묘사됩니다. 식량이 부족하여 영양 상태가 불량한 사람들부터, 방사능 피폭이 의심되는 사람들, 다양한 질병과 부상으로 신체가 망가진 사람들까지… 주연과 조연, 엑스트라에 이르기까지 거의 모든 인물들이 다양한 종류의 건강 문제를 지닌 것으로 보입니다. 그나마 예외적으로 건강해 보이는 등장인물이라고는 주인공 맥스, 어린 시절의 퓨리오사 그리고 임모탄의 하렘에 살고 있는 '신부'들뿐입니다.

그리하여 이 세계에선 건강한 사람들은 '온전한 생명 Full-life', 질병이 있는 사람들은 '절반의 생명 Half-life'이라는 식으로 구분해서 부릅니다. '온전한 생명'들은 여러모로 쓸모 있는 존재로 여겨지죠.

임모탄이 지배하는 시타델을 기준으로 건강한 여성이라면 임모탄의 자식을 낳아줄 신부로서, 건강한 남성이라면 '절반의 생명'이자 병사인 워보이들을 위한 '피주머니'로서 활용됩니다. 그리고 디멘투스가 지배하는 무리에서는 건강한 사람의 피를 이용해 '소 시지'를 만들어 먹기도 하죠. 단백질과 철분, 비타민의 공급원이 랄까요.

〈매드맥스〉의 극초반, 시타델에 잡혀간 맥스는 '생체기술자'라 는 의사 비슷한 인물에게 이런저런 검사를 받더니 '온전한 생명'으 로 분류됩니다. 그리고 빈혈 증상이 있는 것으로 보이는 워보이들 에게 혈액을 공급해줄 대상으로 지정됩니다. 이때 맥스의 혈액형 이 'Rh −O형'이라고 언급되는데, 이 혈액의 경우 A, B, Rh 항원이 모두 존재하지 않기에 어떠한 혈액형을 가진 사람들에게도 수혈이 가능합니다. 한마디로 아주 귀한 '혈액 공급원'이 되는 것이죠.

워보이들은 얼핏 보면 나름 건장한 청년들처럼 보이지만, 빈혈 이 있다는 묘사나 피부에도 종양 덩어리나 여러 병변이 관찰되는 것을 볼 때 확실히 기저 질환이 있음을 추측할 수 있습니다. 워낙 방사능에 오염된 황폐한 세계이기에 다양한 건강 문제가 발생할 가능성이 높습니다. 단순히 부모세대의 피폭에 의한 유전자 변형 으로 태어난 아이들이라고 보기엔 다들 상태가 비슷해서 '조금 다 른 원인으로 인한 질병을 가진 것이 아닐까?'라는 생각이 듭니다.

그들이 어렸을 때부터 임모탄을 위한 병사로서 시타델 안으로 끌려와 좀 더 잘 먹고 살 수 있다는 생각에 부모들이 들여보낸 것 일 수도 있고요. 계속 임모탄을 위해 거대한 전투용 트럭이나 차량을 만들고 수리하는 일에 동원되다 보니 그때 사용하는 폐유나 폐윤활유 등과 같은 발암 물질에 많이 접촉해서 백혈병이 발생한 것이 아닐까 싶습니다.

황폐해진 세계에서는 양질의 석유나 윤활유를 얻기 힘들 것이고 결국 한 번 사용했던 기름을 재활용하는 일이 비일비재했을 것입니다. 그러한 폐유에 든 발암 물질인 벤젠 화합물과 계속 접촉을 하다 보면 골수에 이상이 생겨 백혈병의 발병 위험성이 높아집니다.[1] 백혈병의 증상 중 하나는 당연히 '빈혈'이기에 워보이들은 창백해질 것이고, 그 창백함을 감추고 신비하고 강한 전사로 보이기 위해 온몸을 희게 칠하고 지낸 것으로 생각됩니다.

워보이들은 그들이 숭배하는 임모탄과 V8 엔진을 위해 더러운 기름을 이용한 차량 정비 작업을 계속하다가 백혈병에 걸립니다. 그 상태로도 전투력을 유지하게 위해 인간 피주머니로부터 수혈을 받아가며 견디다가 임모탄을 위해 전투에서 산화하는 삶을 살아가는 것으로 보입니다.

북유럽 신화 속에 '발할라'로 간 전사들이 오딘이 베푸는 식사와 술을 먹고 마시며 그들끼리 전투놀이를 하다가 라그나로크가 되면 오딘의 적들과 싸우다가 사라지듯이 말이죠.

녹스는 그러한 세뇌를 당했음에도 주인공 일행과의 모험 속에서 스스로 깨어나 자신만의 가치를 찾고 독재자 임모탄이 아닌, 진정한 동료들을 위해 자신을 희생합니다. 워보이들이 믿는 발할라가 실재한다면, 아마도 녹스만이 그곳으로 들어갈 수 있지 않았을까 싶습니다.

임모탄 조의 기형아 출산 문제

〈매드맥스〉의 최종 보스이자 시타델의 지배자인 임모탄은 비록 흉흉한 외모를 하고 등장하지만, 단순한 폭군이라기보다는 지적이며 종교적인 광신을 이용하여 독재 체제를 유지시키는 영리함을 지닌 인물입니다.

자신을 따르는 자들에게 죽지 않을 만큼의 음식과 물을 공급하여 의존성을 키우는 동시에 자신이 알고 있는 구시대적인 지식들을 바탕으로 V8 엔진을 숭배하고 용맹하게 싸우다 죽으면 발할라(북유럽 신화에 등장하는 전사들의 낙원)라는 영광의 사후 세계로 들어갈 수 있다는 사이비 종교스러운 시스템을 구축합니다. 이를 통해 수많은 워보이들이 임모탄에게 절대적인 충성을 바치고 그를 위해 서슴없이 목숨을 버리죠.

〈퓨리오사〉에 등장하는 악당 디멘투스가 파괴에 취한 폭군이라면 임모탄은 영리한 독재자인 셈이죠. 임모탄은 자신이 만들어낸 독재 왕국을 유지시키고 싶어 하고, 자신의 후계자에게 계승하고

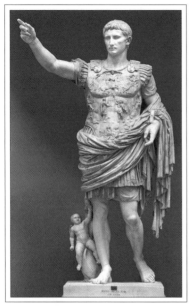

로마의 초대 황제인 아우구스투스의 조각상,
임모탄이 입고 나오는 전투복이
이 석상의 갑옷과 꽤나 비슷해 보인다.

싶다는 욕망이 있습니다.

자신의 왕국을 로마 제국처럼 탄탄하고 오랫동안 이어지는 체제로 만들고 싶어 하는 욕망은, 그가 로마 황제들처럼 자신을 신성화하기 위해 쏟는 노력들과 그가 부하들에게 붙이는 과대망상적인 직책 명에서도 드러납니다.

그는 퓨리오사에겐 '임페라토르라'는 직위를 내립니다. 로마 공화정 시기에는 최고 사령관을 이르는 표현이었으나 제국 시대에는 '황제'를 이르는 표현입니다. 퓨리오사의 스승 겸 전우로 등장하는 잭에게는 로마 황제 근위대를 의미하는 프라이토리아니Praetoriani에서 유래한 영단어인 '프레토리언'이라는 직위를 맡김으로서 자신을 로마 황제와 동일시하는 모습을 보입니다.

자신을 신성한 황제로 만들고 싶은 욕망이 있기에, 임모탄의 자식 역시 완벽하게 태어나야만 했습니다. 그의 왕국을 이어받아 계속 번창시킬 수 있는, 몸과 정신이 모두 멀쩡한 아들을 얻고 싶어 했죠. 그러나 그의 아이들은 다들 지적 능력, 성격, 신체 등의 면에서 꼭 하나씩 치명적인 결함을 갖고 태어납니다. 태어나자마자 죽어버리거나 심각한 기형으로 외부에 보일 수도 없는 아이들도 많았습니다.

그나마 외부에 내보이는 그의 아들은 세 명으로, 각자의 라틴어 이름에서 그들의 특성을 엿볼 수 있습니다.

첫째인 '코르푸스 콜로서스(Corpus Colossus, 거대한 몸)'는 이름이 반어법처럼 사용되어 몸은 거의 자라지 않았으나 지적 능력은 비교적 정상적으로 묘사됩니다. 그리고 둘째인 '스카브로스 스크로투스Scabrous Scrotus'는 '상처투성이 고환'이라는 의미이며 그의 외모와 포악한 성격, 성적 기능 이상을 반영한 이름으로 추측됩니다. 그리고 막내이며 가장 건장한 외모를 가진 '릭투스 에렉투스Rictus Erectus'는 '웃음, 꼿꼿이 서 있다'라는 의미가 담겨 있습니다. 실없이 웃는 멍청함을 지닌 동시에 성욕이 있으며, 신체가 건장함을 상징하는 것으로 보입니다.

어쨌든 세 아들 모두 모자란 면이 있고, 〈퓨리오사〉 속에서 갓 출산된 아이도 샴쌍둥이 같은 상태로 묘사됩니다. 결국 건강한 아이를 낳지 못한 산모이자 임모탄의 부인 중 한 명은 그 하렘에서 쫓겨납니다.

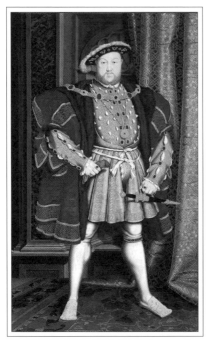
헨리 8세의 초상화.

임모탄은 정상적인 아들을 얻고 싶은 욕망을 포기할 수 없으나, 아이들이 문제를 가지고 태어나는 원인을 자신에게서 찾으려 하지 않았습니다. 만약 자신에게서 그 원인을 찾는다면 그의 '신성함'에 문제가 생기기에 아이들의 기형을 모두 자신의 부인들에게 돌립니다. 그리고 세 번 이상 기형아를 출산한 여성은 그의 하렘에서 내쫓아 모유만 생산하는 가축처럼 만들어버립니다. 이런 모습은 아들을 얻겠다고 수차례 이혼하고 왕비를 처형했던 영국의 왕 헨리 8세와 비슷합니다.

영화에서는 계속 기형아가 태어나는 원인에 대해 명확하게 묘사하진 않습니다. 어쨌든 부인들이 모두 건강한 여성들이란 표현이 계속 강조되기에 결국은 임모탄이야말로 아이들이 가진 선천 기형의 원인으로 귀결되죠.

실제적으로는 임모탄이나 여성들이 핵전쟁 이후에 피폭이 되었다고 해서 아이들이 계속 기형으로 태어나는 것이 가능할지는 의문입니다. 임모탄의 아이들이 핵전쟁 당시에 태어났다고 해도, 산모가 100밀리시버트 이상의 방사선을 직접 받지 않았다면 기형아로 태어날 확률은 매우 떨어진다고 합니다.

게다가 영화의 설정상 첫째인 코르푸스 콜로서스 외에는 핵전쟁 이후에 임신한 부인들에게서 태어난 아이들이라고 하는데, 1945년에 일어났던 히로시마 원폭의 경우에도 그 당시 피폭된 부모에게서 태어난 2세에게 기형, 사산, 저체중 등의 영향이 없다는 연구 결과가 있습니다. 그것을 볼 때 핵전쟁의 여파로 계속 기형아들이 태어날 가능성은 높지 않다고 생각됩니다.[2]

히로시마 원폭으로부터 30년 정도 뒤 1986년에 발생한 체르노빌 원전 사고의 경우에도 사고 발생 후 수주 이내에 피폭으로 사망한 30명을 제외하고는 저농도로 피폭을 당한 사람들의 피해는 정확히 집계되지 않았습니다. 2021년에 발표된 연구에서도 원전 사고 당시 청소 작업자 등으로 근무하며 방사능에 노출된 것으로 보이는 사람들의 아이들 중, 1987~2002년의 기간 동안 태어난 130명의 아이들의 유전자 검사를 시행했으나 이상 소견이 발견되지 않았다는 결과가 나왔습니다.[3]

물론 히로시마 원폭과 체르노빌 원전 사고의 경우, 두 사건 모두 국한된 지역에서 발생했습니다. 특히 체르노빌 원전 사고의 경우에는 발전소 주변 수십 킬로미터 지역을 완전히 비워놓을 수 있었다는 점도 있어, 전 세계적인 멸망을 일으킨 핵전쟁 이후를 배경으로 하는 매드맥스 세계의 모습을 완벽히 설명할 순 없겠죠.

앞서 언급한 샴쌍둥이의 탄생 역시 자궁 내 수정란 분열 시 문제로 일어나는 현상으로 생각됩니다. 그 때문에 피폭에 의한 유전자 변이가 발생했다고 단정하기 어렵습니다.

결국 계속되는 선천 기형 아이들의 탄생은, 엄청난 양의 방사능에 의해 전 세계가 오염되는 극한 상황에 대한 상상일 수도 있습니다. 핵전쟁에 대한 일종의 경고죠. 또한 임모탄이 얼마나 불완전하기 짝이 없는 인간이며, 헛된 욕망으로 가득 찬 악당인지 보여주기 위해 등장하는 영화적 장치가 아닐까 싶습니다.

생체기술자의 존재감

모든 현대 문명의 체계가 무너져버린 매드맥스 세계관 속에서도 신기하게도 의사 역할이 있습니다. 앞에서도 잠시 언급했던 생체기술자가 바로 의사의 역할을 하죠.

이 엉망진창인 세계에서도 '의료 기술'은 상당히 쓸모가 있는지, 생체기술자는 디멘투스 옆에서도 잘 지냅니다. 나중에는 임모탄에게 스카우트(?) 당해서 시타델에서 지내며 여러 의학 지식을 사용하여 임모탄에게 도움을 주며 한자리를 차지하죠. 예를 들면 임모탄의 발기 부전을 치료해준다든지, 워보이들의 건강 관리를 통해 전투력을 유지시켜 주기도 합니다. 확실히 생체기술자가 영입되고 워보이들의 몸이 묘하게 더 건장해 보입니다.

신부들이 아이를 낳을 때는 산부인과 의사 같은 역할을 합니다. 포스트 아포칼립스 속에서도 빛나는 의학의 중요성을 강조하는 캐릭터라고도 볼 수 있습니다.

그러나 막장 세계관 속의 캐릭터이기에 현대 의사와는 완전히 다른 존재이기도 합니다. 의사에서 '의료 윤리와 공감 능력'을 제거하고 의학 지식과 기술만 남으면 '생체기술자'가 된다고 할 수 있겠습니다. 인간성을 잃고 기술만 남은 존재답게, 그는 그저 모든 상황이 흥미롭고 재미있어 보인다는 태도로 일관합니다.

건강한 사람의 피를 뽑아 '피소시지'를 만들어서 상관인 디멘투스에게 별미인양 진상하기도 합니다. 임모탄에게 와서는 신부가 기형아를 출산하자 그저 깔깔 웃는 모습을 보이기도 합니다. 그리고 삼진아웃으로 하렘에서 쫓겨나는 신부에게는 '젖을 만들어내는 용도'로 잘 활용해주겠다는 섬뜩한 이야기를 아무렇지 않게 하죠.

이 외에도 〈퓨리오사〉 초반에 등장하는 목을 다쳐 기도로 피가 들어가 말을 잘 못하는 바이커를 보자, 거꾸로 매달아서 피를 바깥으로 흘러가게 하면 말할 것이라고 말합니다. 거의 동물을 대하는 듯한 태도를 보이죠. 퓨리오사가 건강한 아이인지 진단하는 모습도 가축의 상태를 판별하는 것과 흡사합니다. 잠깐 사이에도 피부 상태, 결막, 잇몸, 손가락 개수 등을 확인하는 프로다운 모습을 보이기는 하지만….

〈매드맥스〉에서는 죽어가는 신부의 배를 갈라 아이를 꺼낼 때도 아무런 감흥이 없습니다. 아마 나치에 부역하며 수용소의 사람들에게 비인간적인 생체실험을 하던 의사들의 모습이 이 자와 흡사하지 않았을까요?

영화 속 생체기술자는, 망가진 세계에서는 의사도 어디까지 이상해질 수 있는지 보여주는 흥미로운 캐릭터가 아닌가 싶습니다.

퓨리오사의 왼팔 절단에 대한 의학적 관점

퓨리오사는 온갖 시련을 마주하고 거친 액션을 다 담당하는 인물답게 신체 여기저기를 자주 다치기도 하며 결국에는 왼팔을 잃기까지 합니다.

〈매드맥스〉에서는 이미 왼팔에 의수를 차고 있는 모습으로 나오기에 과연 저 팔은 언제 다쳤는지 궁금했는데, 퓨리오사의 과거가 나온 〈퓨리오사〉에서 그 비밀이 밝혀지죠. 그리고 의수를 가지게 된 사연은 생각보다 더 경악스러웠습니다.

절단은 가장 오래된 수술 방법 중 하나입니다. 고고학자들은 선사 시대 수술이나 외상을 통해 획득된 절단의 증거를 발견했습니다. 마취되지 않은 환자의 팔다리를 신속하게 절단하고 그 절단면을 끓는 기름에 담가서 지혈했던 시절부터 외과적 절단 기술은 시작됩니다. 그 뒤로 꾸준히 발전해 현대에 이르러서는 절단 기술 자체는 더 나아질 여지가 없을 정도로 발전한 상태입니다.[4]

그러나 절단 기술의 발달에 비해, 의지(Prosthesis, 절단 부위를 대체하는 인공사지)에 대한 현대적인 아이디어는 제1차, 제2차 세계대전 이전에는 개발되지 않았습니다. 특히 미국의 경우, 20세기 후반부터 연방 자금 지원을 받는 의지 연구와 재활 엔지니어링 센터를 중심으로 생체역학과 의지 설계에 관한 새로운 기술과 정보가 개발되고 있습니다.

고대에도 절단된 신체에 대한 대체물(나무로 만든 발 등)이 없었던 것은 아니나, 현대적인 의미의 기능성을 갖춘 의지는 아니었던 것으로 보입니다.[5]

근미래의 핵전쟁 이후 세계를 배경으로 하는 〈매드맥스〉는 나름 현대보다는 의지 기술이 발달했다는 콘셉트인지, 퓨리오사의 의수는 그 열악한 환경 속에서 만들었음에도 상당히 훌륭한 기능을 보여줍니다. 그녀의 의수는 원하는 대로 움직이기도 하고, 의수에 달린 일종의 소형 모터를 이용하여 강한 악력을 내는 모습도 등장합니다. 신경연결감각의지와 강화외골격의 기능이 결합된 듯한, 현대 기준으로는 오버테크놀로지를 보여주는 장치입니다.

물론 부러지고 위로 뻗은 채 오래 매달려 있던 팔이라고 해도 모래 먼지 속에서 절단한다면 통증과 출혈, 감염 위험도는 엄청날 수밖에 없습니다. 퓨리오사의 영웅적인 면모를 강조하기 위한 장면이겠지만, 자신의 팔을 스스로 절단하고 탈출하는 모습은『삼국지연의』에 등장하는 맹장들인 관우나 하후돈을 연상케 합니다.

퓨리오사가 의수를 만들기 전, 시타델 근처의 구더기 굴에서 발견되는 장면도 잠시 들어갑니다. 이 장면은 두 가지로 해석이 가능합니다. 하나는 구더기 굴에 살던 사람들이 비교적 건강한 퓨리오사의 상처를 통해서 더 신선하고 커다란 구더기를 얻으려 한 것입니다.

다른 하나는 구더기를 상처에 붙여서 이미 죽은 조직들을 먹어 치우도록 만들어 나름 퓨리오사를 치료해주려고 한 것일 수도 있습니다. 떠나려는 퓨리오사를 붙잡는 태도를 보면 전자가 더 맞을 수도 있지만, 현재도 구더기를 이용하여 죽은 조직제거술을 시행하는 경우[6]가 있기에 근미래의 매드맥스 세계관에서도 퓨리오사의 팔이 더 이상 썩어들어가지 않도록 구더기로 응급처치를 해주었을 가능성도 있습니다.

〈퓨리오사〉에 등장하는 임모탄의 지휘부 측에는 '식인종'이라는 인물도 있습니다. 사람을 먹는 장면이 나오거나 하진 않지만, 〈매드맥스〉 시리즈에서 나오는 모습들을 종합할 때 '인신매매'라든가 '노동력 착취' 등을 저질러서 식인종이라 불리는 것이 아닐까 싶습니다.

그는 여러 등장인물들 사이에서 홀로 나름 양복을 갖춰 입고 있지만, 그 양복은 지저분하며 양쪽 가슴 부분에 구멍이 뚫려 있습니다. 구멍이 난 곳으로 유두 피어싱이 드러난 상당히 기괴한 스타일의 소유자입니다. 게다가 종종 피어싱을 한 부분을 손으로 매만지는 모습도 나오는데, '유두'가 성감대의 하나이기도 한 점을 고려하면 식인종은 '성적으로 심각하게 타락한 종류의 인간'임을 상징하는 것일 수도 있습니다.

식인종의 외형적 특징 중 또 하나 눈에 띄는 것은 바로, 코에 쓰고 있는 황금 보형물입니다. 〈매드맥스〉 시리즈의 설정에 따르면, 식인종은 한센병으로 인해 코를 잃어 보형물을 착용했다고 합니다. 식인종의 코는 병에 의해 손상되었지만 역사상 코를 자르는 형벌이 있었습니다. 코를 자르는 형벌은 고대 중국, 이집트, 인도, 메소아메리카, 동로마 제국 등에서 행해진 '명예형'의 일종입니다.

다양한 죄명에 적용되었다는 것을 고려하면 식인종이 여러모로 인격적 결함이 있다는 것을 보여주는 장치일 수도 있겠습니다.[7]

어쨌든 식인종은 손상된 코 부위를 보정하기 위해 보형물을 사용하는데, 의학의 역사를 살펴보면 식인종처럼 코가 손상된 사람들을 위한 다양한 치료 방법을 고민한 흔적을 찾아볼 수 있습니다. 형벌로 코가 잘린 사람들은 죗값을 치르는 의미로 손상을 드러내야 했을지도 모릅니다. 그러나 사고나 전쟁 또는 결투로 코를 다친 사람들은 다시 사회생활을 하기 위해 치료가 필요했죠. 그래서 코 모양처럼 보이는 보형물을 만들어 사용하기도 하고, 팔이나 이마의 피부를 이용한(플랩, 피부이식을 위한 피부판) 코 재건술을 받기도 하였습니다.[8]

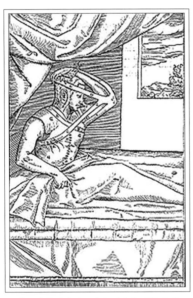
가스파레 탈리아코치의 이식에 의한 절단 수술에 관한 드 커르토룸 치루 르지아의 판화.

19~20세기에 들어서는 성형 기술이 더욱 발전하여 몸의 다른 부위의 뼈, 연골 그리고 플랩을 사용한 좀 더 정교한 재건이 시행되었습니다. 환자의 연

골세포 배양을 통한 재건 방법도 개발되고 있습니다. 보형물 역시 실리콘 등의 소재를 이용해 좀 더 실제 코에 가까운 형태로 보이도록 만들어집니다. 물론 이런 의학의 도움을 〈매드맥스〉 세계관 속에서는 받기 힘들겠지만 말입니다.

만약에 식인종이 막장 의사인 생체기술자를 좀 더 일찍 만났다면, 보형물을 사용하는 대신 중세 스타일의 재건술을 해보자는 제안을 받지 않았을까 하는 상상이 떠오르기도 합니다.

디멘투스의 의미와 그의 정신병적 상태

영화 속 빌런 디멘투스는 이름부터 그 특성을 강하게 드러냅니다. 'Dementus'는 없어지거나 저하되는 것을 나타내는 접두사인 'De'와 정신을 의미하는 'Ment'라는 어근을 더해서 만든 단어인 'Demens' 혹은 'Dementis'에서 파생된 단어로 생각합니다. 이 단어들은 '광기' '정신이상' 등을 의미하고요.

치매를 뜻하는 영단어인 Dementia도 'De+Ment+sia(상태를 의미하는 어미)'의 방식으로 만들어졌다는 점에서 디멘투스의 이름 선정은 이와 같은 라틴어 기반의 의학 용어를 고려하여 이루어진 것이 아닐까 싶습니다.

영화를 보다 보면, 디멘투스는 정말 광기에 가까운 '정신병'적인 요소와 '치매' 증상이 의심되는 모습을 드러냅니다. 단순히 '매드 맥스Mad Max'라는 시리즈의 제목과 연결될 수 있도록 빌런 이름을 정한 것일 수도 있지만, 한편으로는 디멘투스가 '치매'라는 질환에 걸린 환자처럼 후천적으로 만들어진 악당임을 어느 정도 암시하는 것이죠.

자신의 무리에 속해 있는 반쯤 미친 듯 보이는 바이커들과 달리 제법 정상적인 대화가 가능한 모습도 종종 드러납니다. 그러다가 본인이 거슬리는 상황이 발생하면 그 상대방을 아주 잔인무도하게 고문하거나 처형하기도 하죠. 본인이 집착하는 것이 생기면 앞뒤 생각하지 않고 돌진하는 무모한 결정을 내리기도 합니다.

특히 영화 초반에 어린 퓨리오사를 만나 처음 말을 건네는 모습은 아주 정중하고 다정해서 순진한 어린아이라면 그의 말에 속을 수도 있을 법하다는 생각마저 듭니다. 물론 금방 본색을 드러내 퓨리오사의 눈앞에서 그녀의 엄마에게 아주 끔찍한 죽음을 선사하긴 하지만 말입니다.

이건 어디까지나 제 추측이지만, 디멘투스는 사실 경찰이나 군인 출신이 아니었을까요? 물론 어느 정도는 퓨리오사를 회유하기 위한 속임수이지만, 다른 사람들에 비해 어린 여자아이인 퓨리오사에게는 제법 무르게 대하는 모습을 보이니까요. 한편으로는 자신에게 있었다던 소중한 가족 구성원 중에 퓨리오사 또래의 딸이 있었을지도 모르고요.

그가 적이나 포로에게 가하는 잔혹한 형벌들은 모두 그나 그의 동료들이 경험했던 것일 가능성도 있습니다. 특히 동료들끼리 서로 죽이거나 배신하게 하는 것을 즐기는 모습을 보면 자신도 과거에 비슷한 형태로 동료를 배신하고 죽이거나 또는 죽임당하는 것을 지켜보았을 수도 있습니다. 영화 중후반에 잭과 퓨리오사의 전우애에 발작반응을 보이며 유난히 잔인하게 잭을 살해한 이유도 자신의 과거를 떠올리게 해서일지도 모릅니다.

만약 디멘투스가 여러 끔찍한 상황을 계속 경험한 것이 맞다면, 원래는 정상적인 사고방식을 가진 사람이었다가 PTSD로 인해 파괴와 정복에만 집착하는 성향이 생기고 이 세상에 자신과 동격인 존재가 없다고 생각하는 '자기애성 성격 장애'와 같은 이상 성격으로 바뀌었을 가능성도 있습니다.[9]

시간이 지날수록 치매 증상이 악화되듯이 집중력과 판단력이 저하되는 모습도 나타납니다. 기껏 점령한 가스타운을 제대로 운영하지 못하는 것이나 퓨리오사가 팔을 자르고 도망갈 때도 그녀의 도주를 눈치 채지 못하고 '지루하다'는 말만 반복하며 멍하니 앉아 있습니다. 그 모습을 볼 때, 이미 인지기능이 상당히 저하되어 무리를 다스릴 능력이 점차 사라진다는 사실을 알 수 있습니다.

그 이름의 유래대로 광기와 인지기능 저하를 고루 보여주며 파멸해가는 악당인 것입니다.

영화의 막바지에 이르러 퓨리오사에게 심하게 머리를 맞은 뒤, 디멘투스에게 전신근간대경련이 일어나는 장면도 등장합니다. 이 부분은 감독이 의사였기에 할 수 있는 묘사라는 생각이 들어 흥미로웠습니다. 실제로 외상성 뇌손상 이후에 경련이 발생할 수 있기 때문에,[10] 퓨리오사가 그에게 어느 정도의 원한을 가지고 주먹을 휘둘렀는지 더 잘 느껴지는 포인트란 생각도 들었습니다.

이런 멋진 이야기를 만들어낸 조지 밀러 감독에게 찬사를 보내며, 의사들 중에서 이야기꾼의 재능을 꽃피우는 사람들이 더 많이 나타나길 기대해봅니다.

4장

더 나은 미래를
꿈꾸며

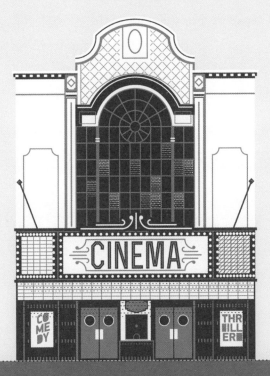

중세 시대 기사와 같은
전투기 조종사들에 대해

〈탑건: 매버릭〉

몇몇 직업들은 각고의 신체적, 정신적 노력이 필요한 경우가 있습니다. 단순히 숙련의 의미가 아니라 신체적인 고통을 견디거나 과도한 양의 학습을 필요로 하는 식으로 말이죠. 제가 의사라서인지 의사도 꽤나 신체와 정신의 부담을 많이 견뎌야 하는 직업이라고 생각합니다. 하지만 세상에는 의사보다 더 극한 직업이 많을 수밖에 없죠.

굉장히 극한 '환경' 속에서 일상적으로 근무하는 우주 비행사나 잠수부와 같은 직업들이 이에 속하지 않을까 싶습니다. 이러한 직업은 일터 자체가 견디기 힘든 곳입니다. 그리고 전투기 조종사들 역시 이와 같은 극한 직업에 포함시키는 것이 맞다고 생각합니다. 초음속으로 날아다니는 전투기를 조종하여 적진으로 침투하는 사람이 되기 위해 필요한 노력은 상상 이상일 테니 말입니다.

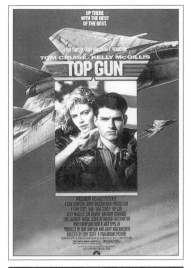

탑건

Top Gun, 1987

토니 스콧 연출, 톰 크루즈 외 출연

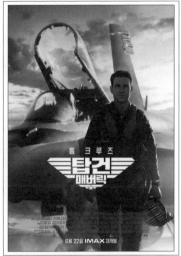

탑건: 매버릭

Top Gun: Maverick, 2022

조셉 코신스키 연출, 톰 크루즈 외 출연

1986년에 개봉하여 전 세계적인 열풍을 불러일으켰던 〈탑건〉의 후속편이 36년 만에 새롭게 만들어져 개봉했습니다. 과연 30여 년의 세월 뒤에 나온 후속편이 전편의 명성과 매력을 뛰어넘을 무언가를 보여줄 수 있을까 하는 의구심도 불러일으켰습니다.

걱정이 무색하게 〈탑건: 매버릭〉은 기대 이상의 작품이었습니다. 영화 자체도 훌륭했지만, 개봉 당시 연수 중이라 영화의 배경이었던 도시 '샌디에이고'에서 영화를 감상할 수 있어서 감동이 더 컸습니다.

할리우드 블록버스터의 정석이라고 할 만한 물량 공세가 돋보이는 수많은 전투기와 항공모함의 등장, CG 없이 촬영되었다는 화려하고 긴박감 넘치는 비행 장면은 단연 최고였습니다. 엄청난 기량을 자랑하는 젊고 혈기 왕성한 전투기 조종사들의 자존심 대결, 그들을 실력으로 압도하면서도 스승으로서 아껴주며 이끄는 백전노장의 활약, 태평양 해군 기지가 위치한 샌디에이고의 멋진 풍광은 엄청났죠. 그리고 올드 팬들의 추억을 되살리는 수많은 전편 오마주 장면들까지 2시간 10분이라는 상영시간이 지루할 틈 없이 지나가는 즐거운 경험이었습니다.

전편과 마찬가지로 구성은 상당히 단순하고 직관적입니다. 오히려 전편의 내용을 최대한 답습하여 1986년의 〈탑건〉을 감상했던 사람들에게는 향수를, 처음 보는 사람들에게는 전편을 찾아보고 싶게 만드는 매력을 발휘합니다. 그리고 1986년과 2022년이란 긴 세월의 간극을, 여전히 종횡무진 날뛰는 야생마 같은 조종사 '매버릭'이 등장하여 이어줍니다.

1986년에 말간 청년의 얼굴로 자신만만하게 F-14를 조종하고, 전투기가 날아오르는 활주로를 오토바이로 질주하며, 멋진 우정과 사랑도 나누고, 최고의 자리를 놓고 경쟁도 했던 매버릭. 자신에게

닥친 슬픔과 시련을 넘어 승리를 거머쥐는 역할을 했던 매버릭은 2022년에도 여전히 하늘을 날고 있습니다.

그리고 이제는 늘어난 세월의 흔적만큼 단순히 혼자 날아오르는 것이 아니라 1986년의 자신만큼 젊고 당당한 후배들에게 길을 열어주는 역할도 합니다.

매버릭은 1986년 작품에서 천방지축으로 날뛰다가 가장 소중한 친구이자 윙맨[1]이었던 구스를 잃고 자신의 과오에 대해 반성하죠. 결국에는 아이스맨과도 서로 인정하는 더욱 성숙한 파일럿이 됩니다. 이제는 젊은 맹수 같은 조종사들이 자신을 따르게 만들고 또한 자신을 능가하는 조종사로 만들기 위해, 비행에서 안전히 귀환하게 도우려는 어른이자 스승의 모습을 보여줍니다. 예전보다는 차분하지만 여전히 멋진 조종사 매버릭을 볼 수 있다는 점이 이 영화의 가장 큰 장점 중 하나일 것입니다.

젊은 시절의 매버릭을 떠올리게 하는 수많은 젊은 조종사들의 모습도 압권입니다. 저마다의 콜사인으로 불리며 최고가 되기 위해 노력하는 그들의 모습, 특히 1986년 영화와 마찬가지로 모래사장에서 비치 발리볼을 하며 즐거워하는 장면은 젊음의 문법이란 세월을 넘어서도 변하지 않는 아름다움이란 생각이 들도록 합니다.

특히 1986년 영화 속에서 사망하며 모두를 안타깝게 만들었던 구스의 아들(콜사인은 루스터)이 그를 닮은 모습으로 또다시 최고의 조종사가 되기 위해 노력하는 모습을 봅니다. 매버릭은 친구 아들을 바라보는 걱정, 대견함, 미안함 그리고 스승이자 선배 조종사로서의 책임감 등 복잡하고도 애틋한 감정을 오롯이 드러냅니다.

이 외에도 4성 장군이 되었으나 여전히 대령인 매버릭과 우정을 나누고 지지해주는 아이스맨의 등장은 은근히 감동이었습니다. 절

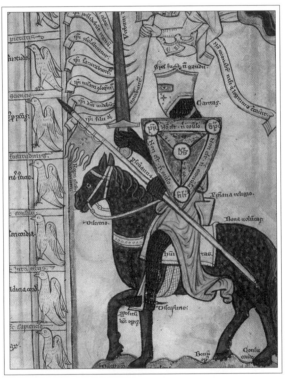

13세기 중반에 그려진 기사의 그림. 미덕으로 무장하고
악덕과의 사투를 위해 마주하는 모습.

체절명의 위기의 순간, 다시 한 번 매버릭을 구해주는 아름다운 전투기 F-14 톰캣의 모습 등 전설적인 영화의 후속편이 갖춰야 할 모든 미덕을 다 지닌 장면이었습니다.

〈탑건〉을 보면 생각나는 문학 장르가 있는데, 바로 '중세 기사도 문학'입니다. 걸출한 능력을 지닌 기사가 명마에 올라타 적과 싸우고 용과 같은 괴물도 물리치며, 귀부인을 구출하고 자신이 모시는 위대한 주군에게 그 영광을 돌리는 모습이 떠오릅니다. 그 전통적인 기사도 문학의 클리셰가 20세기와 21세기에 만들어진 〈탑건〉과 〈탑건: 매버릭〉 안에서도 건재해 보인다면 착각일까요? 개인적으로 매버릭과 가장 비슷하다고 생각되는 기사는 롤랑과 란슬롯입니다.

저는 영화의 첫 장면에서 신형 전투기를 타고 마하 10의 속도를 돌파하는 매버릭의 모습에서, '판타지 작품 속의 용기사가 현대 배경으로 재해석된다면 저런 모습이 아닐까?'라고 생각했습니다.

사실 전투기에 탑승하여 조종에 익숙해지는 과정 자체가 말이나 판타지 속 용과 같은, 동물의 등에 올라타 그들을 길들이는 과정과 비슷하다고 생각합니다.

중세 시대에 '기사'라는 직책이 귀했던 이유는 '말'이라고 하는 동물을 기르고 훈련시킬 재력이 있어야 하며, 말에 올라타 적과 싸울 기술과 체력을 고루 갖춰야 하는 고도의 전문직이었기 때문입니다. 특히 말이라는 동물이 생각보다 겁도 많고 통제가 어려워 말을 타는 과정에서 말발굽에 치이거나 낙마하여 크게 다치거나 사망하는 일도 발생할 수 있습니다. 그러니 생명을 담보로 한 극한 전문직이라고 볼 수 있죠.

이는 현대의 전투기 조종사들이 겪는 어려움과도 닮았습니다. 전투기와 조종사 훈련비용이야 국가가 부담한다지만, 전투기 조종에 익숙해지기 위해 견뎌야 하는 교육 과정과 그로 인한 정신적, 육체적 스트레스 자체는 오롯이 전투기 조종사의 몫이니까요. 그리고 이 영화에서는 21세기 기사인 전투기 조종사들이 겪는 육체적 위기 상황에 대해서도 잘 묘사합니다.

전투기 조종사가 감당해야 할 압박감을 잘 그려낸 영화

제가 의사여서인지, 〈탑건: 매버릭〉의 수많은 멋진 비행 장면들 중에서도 특히 눈에 들어왔던 건 바로 '페이백'이라는 조종사의 비행 훈련입니다. 전투기 조종사의 육체적 위기 상황이 잘 나타나는 장면이죠.

〈탑건: 매버릭〉에서 그들이 다뤄야 하는 작전은 극한의 비행 환경을 견뎌야 하는 험한 지형에서 이루어집니다. 작전을 성공적으로 무사히 완수하기 위해서 매버릭은 제자들에게 여러 고강도 훈련을 시킵니다. 그중 하나가 바로 고속으로 비행고도를 낮추는 훈련입니다. 이 훈련이 가장 위험한 이유는 엄청난 중력가속도가 조종사에게 가해진다는 점입니다.

고속 전투기를 몰다 보면, 조종사는 엄청난 중력가속도(g)를 경험하고 이로 인한 의식 소실이 일어나 생명과 전투기를 모두 잃어버릴 수 있는 위기 상황에 처하기도 합니다. 이와 비슷한 상황을 우주선 비행사도 겪지요.

중력가속도에 의해 의식 소실이 일어나는 기전은 다음과 같습니다. 갑작스럽게 높은 중력가속도가 신체에 가해지면 혈액은 신체 하부로 몰리고, 흉강 내 압력이 유지되지 못해 심장이 운동할 공간이 좁아져 뇌로 충분한 혈액이 공급되기 힘들어집니다. 그 결과 의식이 끊기는 사태가 벌어지죠.

이를 방지하기 위해 만들어진 것이 바로 G-슈트입니다. 전투기 조종사가 나오는 영화에서 흔히 볼 수 있는 의상이죠. G-슈트는 혈액 분포 조절과 실신을 방지하는 특수 의복입니다.

조종사들은 전투기를 타기 전에 항공생리훈련이라고 하는, 6~7G(지상 중력의 6~7배)에 달하는 압력에서 견디는 훈련을 받습니다. 물론 이 과정에서 많은 조종사나 예비 조종사들이 신체 여기저기의 실핏줄이 터지고 의식을 잃는 경험을 한다고 합니다.

그래서 G-슈트를 입고 몸을 보호하는 것이죠. 그뿐만 아니라 중력가속도에 저항하기 위한 방법이라는 이름이 붙은 일종의 특수

호흡법이 개발되어 있습니다.

이 호흡법을 할 때 '훅Hook' 또는 '크K'와 같은 소리를 내야 하기 때문에 '후크 기동Hook maneuver'이라고도 불립니다. 이 방법으로 기도의 성대 사이 틈인 성문을 막아서 흉곽 내에 심장이 펌프 운동을 지속하도록 공간을 확보하는 것입니다. 이 방법은 굉장히 효과적이어서, 조종사들은 8G의 환경에서도 의식을 잃지 않았다는 연구 결과도 있습니다.[2]

전투기 내에서 경험하는 엄청난 압력은 현대의 기사인 조종사가, 예전처럼 갑옷만 입고 말에 올라타거나 바로 앞에서 돌격하는 적을 마주하지 않더라도 느낄 수 있는 압박감을 상징하기도 합니다.

그래서 저는 영화가 끝나고도 그 장면이 유난히 기억에 남았습니다. 의식을 잃고 암전되는 순간이 조종사가 감당해야 할 극한의 고독과 공포였겠고요.

우리는 〈탑건: 매버릭〉을 보며 저마다 여러 감상을 얻을 것입니다. 이 영화 안에는 1986년 〈탑건〉에 대한 추억, 여전히 건재한 톰 크루즈의 모습에 대한 감탄, 웅장한 전투 비행 장면에 의한 감동, 젊고 패기 넘치는 조종사들이 보여주는 화려함 등 다양한 감동 포인트가 있으니까요.

그러나 전투기의 비행과 조종 장면이 실감나게 잘 촬영된 영화인 만큼, 중력가속도와 싸우는 조종사들의 모습에도 주목하면 좋을 것 같습니다. 이 영화를 보며 중세 시대가 아닌 21세기에도 우리에게 기사도 문학에 대한 영감을 불러일으킵니다. 멋진 조종사들이 펼치는 하늘을 달리는 질주에 함께 참여하는 환상적인 경험을 즐겨 보길 바랍니다.

SF 이야기임과 동시에
현실적 의학 이야기

〈토르: 러브 앤 썬더〉

이 책의 목차만 봐도 눈치 챘겠지만, 저는 상당한 마블 팬이고 히어로물이란 장르 자체를 좋아합니다. 워낙 신화와 같은 고전적인 이야기를 좋아해서 신화 속 영웅 이야기와 닮은 히어로물에 유난히 관심을 많이 갖고 찾아보는 편입니다.

다양한 신화들 중에서 '북유럽 신화'를 모티브로 한 영화나 게임도 많은데, 이런 작품에서 자주 다루는 캐릭터는 단연 천둥의 신 토르Thor 입니다. 워낙 호쾌한 성격이기도 하고 여러 모험에 참여하며 천둥을 부르는 무기인 '묠니르'를 휘둘러 수많은 적을 물리치는 모습이 영웅물에 찰떡으로 어울리니까요. 마블 영화 속에서도 토르는 상당한 인기 캐릭터로 자리 잡고 있습니다. 그렇기에 솔로 영화도 4편이나 만들어지는 기염을 토하고 있죠.

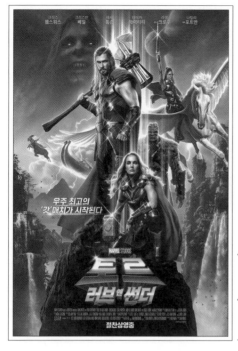

토르: 러브 앤 썬더

Thor: Love and Thunder, 2022

타이카 와이티티 연출,
크리스 헴스워스 외 출연

저는 셰익스피어 희극 분위기의 〈토르: 천둥의 신〉과 〈토르: 다크 월드〉도 상당히 재미있게 봤습니다. 스페이스 오페라 분위기의 〈토르: 라그나로크〉도 극장에서 두 번이나 볼 정도였죠. 그래서 4번째 영화에도 큰 기대를 품었습니다.

〈토르: 천둥의 신〉이 전형적인 형제의 난과 철없는 왕자님의 성장 스토리였다면, 〈토르: 다크 월드〉는 에테르의 저주를 받은 공주님을 지키는 이야기라고 할 수 있죠. 〈토르: 라그나로크〉는 토르가 진정한 천둥의 신으로 각성하는 과정을 보여줍니다. 모두 즐겁게 감상했기에 〈토르: 러브 앤 썬더〉에서는 어떠한 이야기가 나올지 궁금하기도 했고요.

그런데 이번 영화를 다 보고 난 이후의 감상은 좀 미묘했습니다. 사실 소재나 등장인물, 전체적인 스토리 라인만 보면 굉장히 매력적인데, 균형이 안 맞는 느낌이 들었습니다. 개그 코드는 많이 들어가 있는데 엄청난 재미라고 할 만한 요소가 잘 보이지 않아서 살짝 아쉬웠습니다.

그래도 전체적인 영화의 방향성, 토르라는 인물의 서사, 자잘한 신화적 소재, 의학적인 내용들 중에서 흥미를 끄는 것이 보였습니다. 간단히 소개하고자 합니다.

과학의 힘과 신앙적인 힘에 대하여

〈토르: 라그나로크〉 때부터도 그렇기는 했지만, 이번 영화는 전형적인 영웅물이기보다는 우주를 항해하는 바이킹 모험담, 우주적 스케일로 재해석된 북유럽 신화라는 인상을 받았습니다. 영웅이 되는 과정은 이미 지난 영화와 '인피니티 사가'에서 다 보여주었으니까요. 나름 완전체에 가까운 신의 모습으로 등장하는 느낌이었달까요.

초반엔 약간 부처 느낌까지 받았습니다. '신으로서의 강함' 자체는 의심할 여지가 없는 상태여서, 북유럽 신화 속에 등장하는 토르의 이야기를 보는 느낌도 듭니다. 가장 강력하지만 여러 모험을 하게 되는 '신화 속 토르'와 아주 흡사한 모습입니다.

신화 속 토르가 아홉 세계에 살고 있는 인간이나 난쟁이족, 바나신족, 거인족들, 기타 기묘한 괴수들과 마주치며 여러 모험을 하듯이, 영화 속 토르는 우주를 돌아다니며 수많은 외계 종족과 만나고 많은 문제를 해결하고 크고 작은 전투에 참여합니다.

이런 와중에 자신이 모시던 신에게 철저하게 버림받아 모든 아끼던 존재를 잃고 마지막까지 숭배했던 신에게 조롱과 멸시까지 들어 흑화한 악당과 신이 대립하는 것이 이번 영화의 가장 큰 줄거리입니다.

신 도살자와 신의 대적이라는 큰 줄기 아래, '신과 신앙'에 대한 언급들이 조금씩 등장합니다. 모든 신을 없애고자 하는 목적으로 아스가르드의 어린아이들까지 납치한 '고르'를 물리치기 위해, 신들의 군대를 만들어야 한다는 결론에 이릅니다. 그들은 신들의 도시인 '옴니포텐트omnipotent[1] 시티'로 향하는데, 여기서 신 도살자의 등장이나 아스가르드의 어려움에 관심 없는 신들에게 토르는 크게 실망합니다.

신들을 믿고 따르며 도움을 갈구하는 존재들을 미물 취급하고 그런 존재들이 자신들에게 얼마나 제물을 바치는지 서로 경쟁이나 하는 모습에 토르는 뭔가 잘못되었다고 생각합니다. 이때부터 고르와의 대결이 어떻게 될지 조금 예상되기 시작합니다.

토르와 연인이었다가 권태기를 겪고 헤어졌던 제인 포스터 박사는 말기암 환자입니다. 자신이 추구하던 과학의 힘으로는 한계를 느끼고 신화적인 존재인 묠니르를 찾아가는 이야기도 일종의 '신앙'에 대한 것이라고 볼 수 있습니다.

신의 힘을 믿기에 묠니르에 의존하는 것이니까요. 결국 묠니르의 힘에 의해 제인은 거의 신에 가까운 힘을 얻어 '마이티토르'로 변신합니다. 어찌 보면 빌런인 '고르'가 간절히 원하던 신의 은총을 받는 것과 비슷한 상태죠.

여기서 또 재미있는 것은 묠니르는 제인 포스터를 지켜달라는 토르의 '사랑' 때문에 제인에게 힘을 주었고, 네크로소드는 고르가 지닌 '증오'에 반응하여 힘을 준다는 점이죠.

신은 강력한 존재가 맞지만, '사랑하는 마음이나 인간에게 자애가 없는 신'인 네크로소드에 의해 도살될 수도 있음을 보여주는 듯하여 매우 흥미로웠습니다. 어찌 보면 이것은 극히 인간적인 사고방식이기도 합니다.

그래서 마지막 부분에서 드러나는 이유를 제외하고도, 이 영화의 부제가 '러브 앤 썬더'인 점은 참 적절하다고 생각했습니다. 계속 '사랑(신과 신자 사이의 사랑이든, 연인 간의 사랑이든, 부모와 자식 간의 사랑이든)'을 강조하기 때문입니다.

영화 종반 부분에 등장하는 토르의 힘을 나눈 어린이 군대와 그림자 괴물 사이의 전투, 죽음의 공포를 이기고 마이티토르의 모습으로 현신한 제인의 모습들은 직접 묘사하진 않았지만 고르의 증오로 가득 찬 마음을 조금씩 녹이는 역할을 했을 것입니다.

누구보다 신실한 신자였고 사랑에 대한 열망으로 가득 찼던 존재가 바로 고르였습니다. 어찌 보면 신들 기준에는 '아무것도 아닌 것들'인 제인과 아스가르드 어린이들을 위해 최선을 다해 싸우는 모습에 놀라지 않았을까요? 그리고 토르를 믿기에 힘을 나누어 받을 수 있는, 자신이 그렇게나 원했던 신의 사랑을 받는 제인과 아이들이 부러울 수도 있었을 것입니다.

이런 상황들이 고르가 내리는 최종 선택의 극적 변화로 연결되었죠. 또한 토르가 자신이 존경했던 아버지 오딘과 마찬가지로 위대한 '아버지 신'의 단계로 한층 더 성장하는 흐름을 보여주기도 합니다.

아쉽게도 이 모습들을 보여주는 연출이 약간 균형이 깨진 듯한 느낌입니다. 무거움과 가벼움이 적절히 조화를 이루었으면 좀 더 좋았을텐데, 그런 균형을 잡는 감각이 살짝 부족하달까요.

약간만 더 영화 톤을 무겁게 해도 괜찮지 않았을까 싶습니다. 하지만 전반적으로 바이킹 모험담의 형식을 유지하다 보니 과하게 호쾌한 분위기로 갈 수밖에 없었던 것인가 싶기도 했습니다. 그래도 가벼운 만큼 답답한 느낌은 없다는 장점 역시 있습니다. 이런 부분은 감상하는 사람의 취향에 따라 호불호가 갈릴 거라 생각합니다.

여러 신화적 설정과 소재들

주인공이 '토르'이기 때문에, 북유럽 신화의 설정과 관련된 소재들은 아주 많이 등장합니다. 묠니르, 발키리, 비프로스트처럼 이미 꾸준히 등장하던 존재들은 물론이고, 이번에 새로 등장한 존재도 있습니다. 대표적으로 영화 내내 시끄럽게 소리를 질러대는 염소 두 마리죠.

신화 속에서는 탕그리스니르Tanngrisnir와 탕그뇨스트Tanngnjóstr라고 불립니다. 염소 두 마리 이름의 의미는 영화 속에 등장하는 '이빨갈이'와 '이빨벼리'라는 명칭과 흡사합니다. 신화 속에서 이 염소들은 토르의 마차를 끌고 다니며, 가죽과 뼈만 남아 있으면 얼마든지 부활시킬 수가 있어 토르의 비상식량(?)으로도 활약합니다.

영화 초반에 등장한 염소들이 미친 듯이 먹따는 소리를 질러대는 것을 보며 웃기도 했지만, 그들이 토르 일행이 타는 배를 끄는 모습을 보며 북유럽 신화 속 모습과 흡사해서 신기했습니다.

염소들이 끄는 배에도 북유럽 신화의 흔적이 담겨 있는데, 아주 잠시 나오지만 배의 옆 부분에 '에기르Aegir'라고 써 있는 것을 확인할 수 있습니다. 바로 북유럽 신화 속 바다의 신의 이름인 '에기르'를 의미하는 것인데, 이 신은 주로 바닷속 궁전에서 맥주를 빚고 파티를 여는 것으로 알려져 있습니다. 영화 속 '뉴 아스가르드' 관광용 배이기도 하고 내부에 술도 잔뜩 든 것을 보면 은근히 신화속 설정을 잘 가져와서 만든 듯합니다.

지난 작품들 속에서 아스가르드의 수문장으로 활동했던 하임달의 아들도 등장합니다. 이 아이는 지구의 문화에 많이 감화되었는지 원래 이름을 버리고 '액슬'이라고 하는 락스타의 이름을 따서 개명을 한 상태로 나옵니다. 근데 이 아이의 아스가르드식 이름이 '아스트리드Astrid'라는 것이 흥미롭습니다. 원래는 여성형 이름이라 반항의 의미로 개명한 것이 아닐까 싶기도 합니다. 한편으로는 스웨덴의 유명한 동화작가인 '아스트리드 린드그렌'의 이름을 따서 지은 것이 아닌가 하는 생각도 들었습니다.

린드그렌 여사는 『말괄량이 삐삐(원제: 삐삐 롱스타킹)』의 작가입니다. 주인공 삐삐가 굉장히 용감한 소녀이기도 하고, 이 이야기 자체가 린드그렌 여사의 딸이 폐렴으로 누워 있을 때 응원의 의미로 쓰여진 것입니다. 생각해보면, 납치된 아이들이 무너지지 않도록 지지하는 역할을 하는 액슬의 본명으로 잘 어울리는 작명인 것 같습니다.

이 외에도 '명예롭게 싸우다 사망하면 천국의 일종인 발할라'에 갈 수 있다는 북유럽 신화 속 설정이 있죠. 몰니르가 괜히 제인에게 마지막까지 싸우라고 충동질한 것이 아니죠. 그리스 신화 속 최고의 난봉꾼인 제우스답게 좌우에 미남미녀들을 거느리는 모습을 보여줍니다. 제우스의 주무기인 번개(영화 속에서는 '썬더볼트'라 불리고 약간 조악하게 생긴)가 등장하기도 합니다. 네크로소드는 대놓고 그리스어로 시체를 뜻하는 '네크로스Nekros'[2]에서 따온 말이고요.

처음에 고르를 멸시했던 신 '라푸'는 그가 지내는 곳이 밀림 같은 분위기이고 의상이 화려한 것을 보면, 중앙아메리카 아스텍 문명의 신 '틀랄록'과 비슷한 점이 보입니다.

세밀한 의학적 고증이 흥미로운 영화

이번 영화에서 제인 포스터 박사는 말기라고 할 수 있는 4기의 암 환자로 등장합니다. 제인의 첫 등장 부분에서 CT를 촬영하는 듯한 모습이 나오는데, 아마도 암의 병기를 파악하기 위해 전이가 없는지 확인하는 과정이었던 것 같습니다.

영화 속에서는 정확히 어떤 암인지 나오진 않지만, 코믹스 속 설정은 유방암입니다. 유방암은 미국 여성에게서 가장 흔한 암이기 때문에 설정 자체는 상당히 자연스럽다고 볼 수 있습니다.

유방암은 조기에 발견되면 95%의 5년 생존율을 보이지만, 타장기로 전이된 4기의 경우에는 30% 미만의 5년 생존율을 보입니다. 제인은 어떤 연유에서인지 전이가 일어날 때까지 암을 발견하지 못하고, 4기에 이르러서야 병원을 방문했습니다. 치료 반응이 좋지 않고 살 날이 얼마 남지 않았다고 생각되자 몰니르라는 '대체요법'을 찾은 것이죠.

우주 종족과도 교류하는 영화적 설정에서도 4기 유방암의 치료가 어렵다는 결론이 나오니 의사 입장으로서는 약간 착잡하기도 했습니다. 히어로물에서조차 환자에게 시한부 선고를 하는 의사가 나와야 한다는 점이 슬프기도 했고요. 결국 기적적인 완치는 일어나지 않고 극히 북유럽 신화적인 결말을 맞이하는 제인의 모습이 안타까웠지만, 현실적이라는 생각도 들었습니다.

이번 영화에서 또 하나 저를 놀라게 만들었던 현실적인 부분은 바로 '발키리의 부상'이었습니다.

발키리는 쉐도우렐름이라는 영역에서 고르와 싸우던 도중 등에 칼을 찔려 부상을 당합니다. 신체 능력이 뛰어난 아스가르드 전사인 만큼 다행히도 죽거나 하진 않았지만 의외로 산뜻하게 회복되지도 않았습니다. 아마 '네크로소드'라는 신도 죽이는 것이 무기인 것 같은데. 뒤에서 찔리면서 '후복막 장기Retroperitoneal organ' 중 하나인 신장(콩팥)을 다쳐서 결국 하나를 제거했다고 나옵니다.

영화 내용상 중요하지는 않지만, 아스가르드인의 신체구조도 인간과 다르지 않음을 보여주고 동시에 세밀한 의학적 고증이 들어가서인지 제 입장에서는 꽤 흥미로웠습니다.

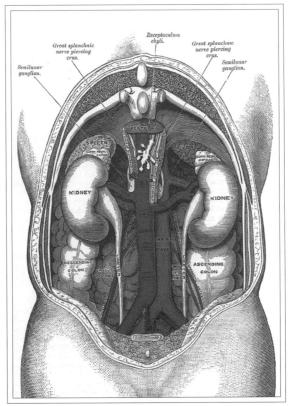

후복막 장기 모습들.

영화 자체는 취향에 따라 어느 정도 평가가 갈릴 것 같습니다. 이런저런 신화 관련 설정이나 마블 영화 특유의 화려한 화면들, 토르의 신으로서 한 단계 높은 각성 과정(사랑으로 인한)에 주목하면 즐겁게 볼 만한 영화입니다.

만능 치료 기계를 갖춘
미래 의학의 모습
〈엘리시움〉

SF 영화는 과거의 신화와도 닮은 점이 많습니다. 신화에서 우리는 수많은 마법적인 상상을 하고, 그중 일부는 현실로 이루어집니다. SF 영화 역시 미래의 여러 과학 발전을 미리 상상하여 보여줍니다. 현재에 그 기술들을 실현시키고자 하는 욕망을 자극하고, 기술의 발전을 앞당기는 역할을 하기도 합니다.

여러 과학 기술 중에서도 '의학 기술'의 발전은 현대를 살아가는 모든 이들이 열망하는 것 중 하나일 테지요. 눈부시게 발전한 의학 기술로 질병에서 해방되고 불로장생을 누리고 싶은 것이 인간의 본능이기 때문입니다.

영화 중에서는 이러한 인간의 욕구에 충실하게 '발전된 의학'을 보여주는 작품들도 많습니다. 이번에는 그 수많은 영화 중에서도

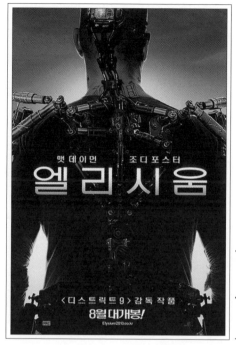

엘리시움

Elysium, 2013

닐 블룸캠프 연출,
맷 데이먼 외 출연

현대 기술을 어느 정도 보여주면서도 판타지적인 요소가 더해진
'멋진 의료 신세계'를 구현한 작품을 다뤄보고자 합니다.

2013년도에 개봉했던 SF 영화 〈엘리시움〉입니다. 배우 맷 데이
먼이 주연을 맡았고, 서기 2154년의 황폐해진 지구를 배경으로 하
는 일종의 디스토피아물입니다.

그런데 이 영화에서 조금 특이한 점은 지구는 분명 환경오염, 자
원 고갈, 인구 폭증 등으로 지옥도처럼 변했지만, 지구 위에 떠 있

는 인공위성에서는 '유토피아'처럼 아름다운 세상이 펼쳐진다는 점입니다. 마치 그리스 신화 속 타르타로스를 방불케하는 모습입니다.

그 낙원과도 같은 세상(인공위성)의 이름이 바로 엘리시움Elysium이며, 영화의 제목이기도 하죠.

엘리시움, 사후의 낙원

엘리시움은 그리스 신화 속의 천국과 같은 곳으로, 생전에 영웅적으로 살았거나 경건하고 순수한 영혼을 유지한 사람들이 가는 사후의 낙원입니다. 그리스어로는 보통 엘리시온Elysion이라고 하며, 그 장소가 너르고 아름다운 평야의 느낌이어서인지 '엘리시온 들판'이라고도 불렸습니다.

현대 프랑스 파리에 위치한 샹젤리제 거리의 '샹젤리제Champs-Elysées, or Elysian Fields'가 바로 엘리시온 들판을 의미하는 말이기도 합니다.

그리스 신화 속 저승은 '산 사람이 들어가기 어려울 뿐, 들어가는 것이 불가능한 장소는 아니다'라는 특수한 콘셉트를 지닙니다. 그래서 살아 있는 사람들도 신들의 허락을 받고 들어가, 먼저 떠난 그리운 사람들을 만나고 오는 경우도 있었죠.

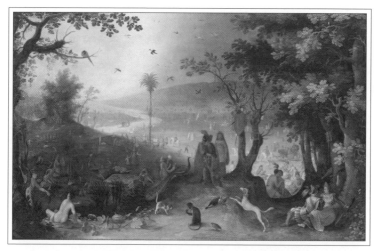

16세기 말에 그려진 엘리시온 들판을 묘사한 그림. 트로이의 영웅인 아이네이아스가
먼저 사망했던 아버지를 엘리시온 들판에서 만나는 장면이다.
물론 아이네이아스는 살아 있는 채로 방문한다.

그래서 엘리시움의 본래 뜻을 알고 보면, 이 영화가 좀 더 재미있게 느껴집니다. 여러모로 그리스 신화 속 엘리시온과 닮은 형태의 낙원이 등장하기 때문이죠. 그 낙원에 들어가길 원하는 사람들의 열망까지도 더 잘 와 닿는 느낌이고요.

선택받은 일부 사람만 들어갈 수 있는 낙원인 셈이죠. 물론 영화에서는 영웅성이나 신실함이 아닌 부유함이 기준이지만요. 아무튼 그곳에 머무는 이의 행복을 보장하며, 아무나 함부로 갈 수는 없지만 가는 것이 아주 불가능하진 않은 장소입니다. 정말 묘하게 적절한 작명이란 생각이 들었습니다.

어떤 면에서는 하늘에 떠 있는 낙원 같은 장소와 고철 도시가 대비되어 나오는 일본 만화『총몽』이나 계층에 따라 누리는 것이 분리된 프랑스 만화『설국열차』와도 비슷한 분위기가 느껴지기도 합니다.

어쨌든 제목의 뜻을 알고 보면, 황폐하고 거칠어 보이는 세계와 반쯤 기계화된 주인공의 모습 위로 '엘리시움'이란 낙원의 이름이 상반되기에 포스터부터 무언가 이질적인 느낌을 받는 영화입니다.

만능 치료 기계라는 감초

제가 의사여서인지 몰라도, 엘리시움에서 가장 인상 깊었던 것은 바로 '만능 치료 기계'였습니다. 이 기계는 MRI 또는 CT 기계처럼 생겼는데, 엘리시움에 사는 모든 주민의 집집마다 한 대씩 있습니다. 기계 안에 들어가 누우면 모든 질병의 진단부터 치료가 거의 몇 분 내에 다 이루어지는 기적과 같은 미래 과학기술의 결정체입니다.

영화 속에서는 환자를 기계 안에 넣는 순간, 기계가 한 번 돌아가는 것만으로도 순식간에 급성 림프모세포성 백혈병을 진단하죠.

현대 의학으로는 환자 진찰과 문진, 혈액 검사(+혈액 도말 검사)

등을 거쳐 골수 검사까지 시행해야 확진이 가능한 질환이 기계 안에 잠시 들어가 있는 것만으로도 진단되는 것이죠.

환자들이 검사 과정에서 겪는 스트레스, 기다림, 고통과 비용 등을 생각하면 저와 같은 진단 방법이 생긴다면 정말 좋겠다는 말이 절로 나옵니다.

더욱 놀라운 장면은 그다음에 나옵니다. 현대 의학에서는 항암 화학 치료, 조혈모세포 이식, 표적 치료 등의 온갖 치료 방법을 사용해도 성인 급성 림프모세포성 백혈병은 완치율은 50%에 못 미칩니다. 소아는 그나마 반응이 좋지만 70~80% 정도입니다. 그러나 이 신비의 기계에서는 질병 진단 후 나노머신(?) 등에 의한 치료가 바로 시행되어, 거의 몇 초 뒤에 100% 완치가 되었다는 결과가 나옵니다. 영화 내에서 거의 사경을 헤매는 것처럼 나오는 여자아이가 기계를 사용하고 나서 바로 완벽한 건강 상태를 회복하죠.

이것뿐만 아니라 영화 초반의 장면을 보면, 노화 억제와 미용 시술의 효과도 보입니다. 후반부에서는 거의 얼굴이 다 날아간 사람도 회복시키는 외상 치료의 기능도 나타납니다.

미용 치료 장면에서 나오는 기계를 살피다 보면 그리스 신화 덕후로서 흥미로운 점을 발견합니다. 바로 발치 부분에 달린 '고르곤의 머리'입니다.

고르곤은 잘 아시다시피 그리스 신화 속에 나오는 괴물, 세 자매를 가리키는 이름입니다. 이 자매는 포르퀴스와 케토라고 하는 바다 괴물(둘 다 가이아와 폰토스 사이에서 태어난 남매) 사이에서 태어난 아이들입니다. '스테노(힘센 여자)' '에우리알레(멀리 떠돌아다니는 여자)' 그리고 '메두사(여왕)'로 이루어져 있습니다.

그중에서 메두사가 가장 유명하죠. 자신의 눈과 마주치는 자를 모두 돌로 만드는 힘이 있습니다. 그러나 나중에는 영웅 페르세우스에게 목이 잘려 아테나의 방패인 아이기스에 장식되는 최후를 맞이합니다. 전승에 따라 메두사가 원래부터 괴물이었다거나 아테나에 의해 머리카락이 뱀인 괴물로 변했다는 식으로 다르게 전해집니다.

목이 잘려 죽음을 맞이한 막내 동생 메두사와 달리 스테노와 에우리알레는 불사의 힘을 지닙니다. 이 고르곤 자매의 오른쪽 몸에서 뽑은 피에는 치유의 힘이 있고, 왼쪽에서 뽑은 피는 사람을 죽이는 맹독으로 작용한다는 이야기도 전해집니다. 이는 고대 아테네의 비극 작가인 에우리피데스의 작품 속에 등장하는 설정입니다.

그래서 아테나 여신이 치유의 힘이 있는 피를 뽑아 의술의 신인 아스클레피오스에게 전해줬다고도 합니다. 이렇게 보면 만능 치료 기계에 저 장식이 붙는 것이 합당해 보이네요.

그리스 신화 속에서 괴물의 피가 독성을 지닌다는 콘셉트는 대영웅 헤라클레스와 싸운 괴수 히드라 이야기부터 꾸준히 나옵니다. 하지만 이 고르곤들은 특이하게도 '조건부 치유'의 기능도 있다는 점이 참 특이하게 느껴집니다.

'오른쪽에서 뽑은 피'라는 말은 예전부터 사람들이 오른쪽을 좀 더 신성한 방향으로 생각했기에 있을 수 있는 개념으로도 볼 수 있겠습니다. 인간으로 치면 반대로 우심방에서 뽑은 피는 정맥혈이고, 좌심실 쪽에서 뽑는 피는 동맥혈입니다. 그래서 산소 농도와 노폐물 농도의 차이가 있겠지만 하여간 재미있는 전설이란 생각이 듭니다.

한편으로는 고대로부터 고르곤의 머리를 장식으로 붙이면(무덤이나 동전, 방패, 지붕 등) 여러 악한 기운을 쫓는다는 믿음이 있어서, 괴물이지만 나름 상서로운 역할을 한다는 이미지도 혼재합니다.

영화 〈엘리시움〉의 핵심 기구인 치료 기계에 고르곤의 머리가 달린 또 다른 이유는 고르곤의 머리 모양이 베르사체 로고와 매우 흡사하기 때문입니다.

치료 기계는 엘리시움에 사는, 선택받은 상류층들이 사용하는 제품입니다. 일종의 명품처럼 사용하는 것을 고려해볼 때 자신들이 사용하는 기계를 '베르사체 에디션'으로 구매했다는 설명도 그리 부자연스럽지 않을 것 같습니다.

영화 자체의 완성도를 평가하자면 개연성이 충분치는 않아서,

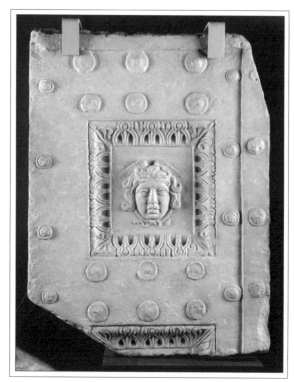
고르곤 머리를 형상화한 조각을 붙인 고대의 무덤.

이러한 좋은 기계를 왜 지상에는 제대로 설치하지 않는지 등의 잘
이해되지 않는 지점들이 있습니다. 사실 그 정도 과학 발전이면 지
구에 남아서 사는 사람들에게도 어느 정도 좋은 환경을 마련해줄
것 같은데 말이죠. 굳이 영화의 주요 내용을 극단적인 계층 간의
싸움으로 몰고 가다가 결말에서는 주인공의 희생으로 '짠' 하고 정
리되는 식이긴 합니다.

실제로 다가올 미래에는 우리가 사는 땅에 엘리시움과 같은 의료 천국이 펼쳐지는 날이 오면 얼마나 좋을까요. 앞으로 인공지능 기계는 모든 병에 잘 대처할 수 있을지 '21세기 의사'로서의 의문이 들기도 하는 흥미로운 영화였습니다.

질병 그리고 죽음과
끊임없이 싸우는 의사들처럼

〈아이언맨〉

영웅물은 신화 속 영웅의 모습을 벤치마킹하여 탄생한 작품이라고 생각합니다. 하지만 현대의 영웅들은 고대처럼 '완성형'으로 등장하기보다는 '성장'하는 모습을 보여줌으로써, 관객들에게 공감을 이끌어내고 응원하게 만듭니다. 그리고 이 모습은 저와 같은 의사의 입장에서는 '의대생이 의사로 성장해가는 과정'과 닮아 있다고 생각하게 만듭니다.

수많은 영웅들 중에서도 가장 현대적이며 성장형 서사가 잘 녹아 있는 인물을 뽑자면, 가장 먼저 떠오르는 인물이 있습니다. 바로 마블 시네마틱 유니버스Marvel Cinematic Universe, MCU의 기둥이기도 한 '아이언맨Iron Man'입니다.

아이언맨, 아니 그 안에 있는 '토니 스타크'의 매력은 다음의 대

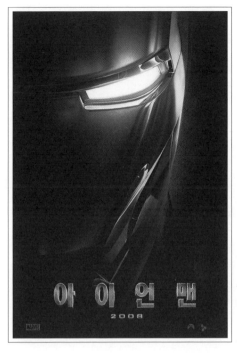

아이언맨

Iron Man, 2008

존 파브로 연출,
로버트 다우니 주니어 외 출연

사로 갈음할 수 있습니다.

"천재, 억만장자, 플레이보이, 박애주의자."

토니 스타크를 수식하는 단어만으로도 그는 충분히 화려하고 멋진 삶을 살아갈 수 있습니다. 그러나 아이언맨으로 재탄생하는 과정에서, 그의 삶은 영웅 신화적인 성격을 띠게 됩니다.

'아니, 여기서 갑자기 신화?'라고 생각할 수도 있지만, 그리스-로마 신화 덕후인 제가 볼 때 토니 스타크는 기술자이자 발명가인 다이달로스Daedalus, Δαίδαλος[1]처럼 살다가 인류를 위해 불을 훔친 고귀한 티탄 신족인 프로메테우스Prometheus, Προμηθεύς와 같은 영웅입니다. 영웅으로 변해가는 이 과정들이 의사의 눈으로 볼 때는 '지식적인 부분만 갖춘 의대생'에서 '환자 치료를 직접 경험한 의사'로 성장하는 모습처럼 느껴지기도 합니다.

토니 스타크의 영웅적 면모들

토니 스타크는 아이언맨 수트를 만들기 전에도 이미 그리스-로마 신화 속 최고의 기술자이자 발명가인 다이달로스와 같은 면모를 갖추고 있습니다. 테러 집단에 납치를 당하고 탈출하는 과정에서도 다이달로스의 신화와 흡사한 모습을 보여주죠.

다이달로스와 닮아서 처음에는 자신의 재능을 좋은 일에 쓰기보다는 무기를 만들어 돈을 버는 데 열중합니다. 다이달로스 역시 크레타의 미노스Minos 왕이나 왕비인 파시파에Pasiphae, Πασιφάη가 원하는 것들을 만들면서 살아갑니다.[1]

그러다가 결국, 자신들의 발명품들과 얽힌 문제로 각자 감금을 당하죠.[2] 토니는 사막의 던전 같은 감옥에, 다이달로스는 높은 탑에 갇힙니다. 하지만 두 사람 모두 자신들의 재능을 십분 발휘하여 위대한 발명품을 만들고, 그 힘으로 탈출합니다.

이 탈출 과정에서 다이달로스는 아직은 젊고 혈기왕성한 아들인 이카루스Icarus, Ικαρος에게 날개를 달아주며, 주의 사항을 세심하게 설명합니다. 이 부성에 가까운 배려와 도움을 주는 역할을 〈아이언맨〉에선 인센 박사가 보여줍니다. 결국 토니 스타크를 날게 만들어준 인센 박사가 죽음에 이르는 것을 보면, 〈아이언맨〉의 토니 스타크와 인센은 서로에게 다이달로스와 이카루스 역할을 해주었던 것 같습니다.

흉부외과 의사인 인센 박사는 토니 스타크의 심장 근처에 박힌 미사일 파편들을 제거하는 어려운 수술을 성공시킵니다. 사실 그 열악한 상황에서 이러한 수술을 성공시키는 장면이 정말 판타지란 생각이 들었습니다. 멸균도 안 되는 환경에, 마취는 수면제 묻힌 거즈로 뚝딱 하고 삼키기 어려운 상태의 환자에게 수분과 영양분을 공급해주는 관만 그럴 듯하게 꽂아놓고 생명을 구해주었으니까요.

현대의학에서는 아무리 훌륭한 외과의사라도 혼자서 이와 같이 어려운 수술을 해나가긴 불가능합니다. 토니 스타크와 같은 환자를 치료하기 위해서는 최소한 수술을 수행할 수 있는 환경(수술실), 검사와 치료를 위한 적절한 기구들(마취 약제와 장비, X-ray, 심장초음파, 혈액 검사를 위한 장비 및 인공심폐기 등), 그리고 수술을 진행하기 위한 팀(인력)이 있어야 합니다. 의사의 입장에서는 영화의 가장 판타지적인 부분은 슈트를 만드는 것보다 토니의 수술을 성공시키는 거라는 생각이 들 정도입니다.

이러한 신기에 가까운 기술로 토니를 살려낸 인센은, 의사로서 환자인 토니를 구했을 뿐만 아니라 앞으로 어떠한 인생을 살아야 하는지 조언합니다. 토니의 인생관이 바뀌는 순간이죠.

환자의 생명을 구하고 그 환자의 영혼까지 구한 인센 박사는, 어찌 보면 의사로서 가장 귀중한 경험을 얻고 죽음을 맞이했네요.

인센 박사의 대사를 듣다 보면, 제 주위에 있는 흉부외과와 여러 의사 동료들의 바쁜 삶이 떠오릅니다. 그로 인해 가족들과 시간을 잘 보내지 못하는 모습이 떠올라 약간 안타깝기도 했죠. 한편으로는 그렇게 바쁜 와중에도 최선을 다해 후배들을 가르쳐서 젊은 의사를 길러내는 노력을 계속하는 그들의 성실성에 존경심이 들기도 합니다.

인류의 수호자, 성장하는 영웅

토니 스타크가 탈출에 성공하고 나서 부서진 수트와 함께 사막에 누운 모습은 추락한 이카루스의 모습과도 닮았습니다. 아마 이 시점에서 그 안의 치기 어린 이카루스는 죽고 다이달로스적인 면모만 남지 않았나 싶습니다. 그러나 아직은 그가 영웅이 되기엔 부

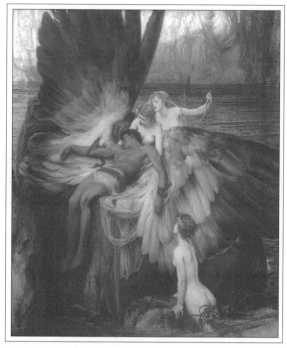

추락사한 이카로스를 애도하는 여성들.

족한 상태입니다.

　그리스-로마 신화 속에서도 다이달로스는 영웅이 되진 않았습니다. 그저 기술자였고 발명가였으며, 날개를 가지고 탈출한 이후에는 시실리 섬에 도착하여 살았다고 전해지죠. 게다가 자기보다 재능이 뛰어난 조카를 질투하여 사고사 시켰다는 이야기도 전해집니다.

비열한 다이달로스의 모습은 〈아이언맨〉 속에서, '오베디아'라는 배신의 아이콘이 잘 보여줍니다. 거의 친삼촌처럼 굴다가 토니 스타크의 재능과 부를 질투하여 죽음으로 몰아가는 역할이니까 말입니다.

토니 스타크는 이러한 시련을 통해, 다이달로스이자 이카루스이기도 했던 자신 안에서 여러 나쁜 면모를 제거합니다. 마치 육신을 불태워야 가장 순수한 영혼만 남는다는 고대 그리스인들의 사고방식처럼, 가장 순수하고 고매한 부분만 남겨 영웅의 길로 들어서는 것처럼 보입니다.

이후 마블 영화들 속에서 다이달로스와 달리 자신의 조카뻘인 아이들, 스파이더맨과 할리 키너를 바르게 이끌어주고 도와주는 것만 봐도, 토니 스타크가 마블에 처음 등장했을 때의 자신과 매우 달라졌음을 보여주죠.

다이달로스의 나쁜 면모들을 벗은 토니 스타크가 프로메테우스로 변모하는 첫 순간은 바로 〈아이언맨〉의 마지막 장면입니다. 그는 더 이상 평범한 발명가가 아니라 영웅의 영역으로 발을 디딘 것이죠.

이후에도 그의 발랄하고 약간은 심술 맞은 성격이 완전히 변하지는 않았지만, 그는 더 이상 이전의 천재, 억만장자, 발명가가 아닌 '인류의 수호자'가 됩니다. 그리고 프로메테우스와 마찬가지로, 그 어떤 이기기 힘든 적 앞에서도 자신의 뜻을 굽히지 않고 계속 싸우죠. 아이언맨은 타노스와 싸우고, 프로메테우스는 신들의 왕 제우스에게 저항했으니까요.

끊임없이 질병과 싸우는 사람들

너무 비약이라 생각할지도 모르지만, 이러한 모습은 '질병 그리

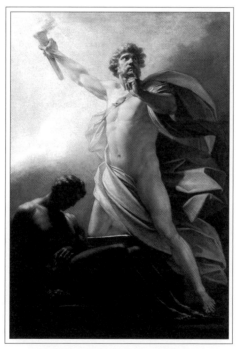

인간을 위해 불을 훔치는 프로메테우스.

고 죽음'과 끊임없이 싸우는 의사들과도 닮아 있습니다. 그 어떤 상황에서도 생명을 구하려는 노력은 결국 '적 또는 강한 존재와의 싸움에서 물러서지 않는 영웅'이라는 하나의 이미지로 통하니까요.

마지막에는 아이언맨과 프로메테우스 모두, 그의 고매한 뜻을 관철한 대신에 죽음, 그보다 더 고통스러운 형벌을 받습니다. 아이언맨은 우주를 구하기 위해 자신의 생명을 희생하고, 프로메테우스는 절벽에 매달려 독수리에게 간을 파 먹히는 고통을 매일 반복하죠.

하지만 프로메테우스의 의지가 인간의 문명을 밝히고 이후로도 이어지듯이, 마블 세계 속에서도 토니 스타크의 의지는 계속 이어질 것입니다. 그리고 의사들 역시 질병과 싸우는 노력을 멈추지 않을 것입니다.

노화에 대한 인간의
무한한 상상력

〈벤자민 버튼의 시간은 거꾸로 간다〉

의학적인 노화(나이듦, Aging)의 정의는 시간의 흐름에 따라 우리 신체가 생존하고 번식하기 위해 필요한 생리적 기능이 쇠퇴해가는 것입니다. 이와 조금 다르게, 사회적인 의미의 노화Social aging는 나이가 듦에 따라 자신이 속한 사회에서 기대하는 역할과 주변 관계가 변해감을 뜻합니다.[1]

보통 이 두 가지 방식의 노화는 같은 방향으로 진행됩니다. 인간의 육체가 성장하고 성숙하고 늙어감에 따라 사회적으로도 자신들이 할 수 있는, 해야만 하는 역할들이 달라지죠. 너무나도 당연하다 못해 숙명적인 삶의 방향이 비틀려버린다면 과연 어떠한 일이 일어날까요?

인간의 상상력은 무한하기에 정신과 육체의 노화 방향이 서로

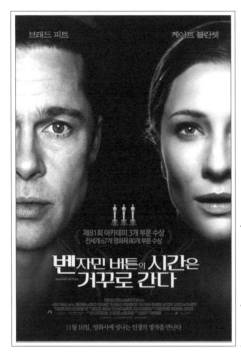

벤자민 버튼의 시간은 거꾸로 간다

The Curious Case Of
Benjamin Button, 2009

데이빗 핀처 연출,
브래드 피트 외 출연

반대로 달려가는 이야기도 만들어졌습니다. 바로 영화 〈벤자민 버튼의 시간은 거꾸로 간다〉입니다.

신비한 육체적 역노화

이 영화는 어떤 노부인의 과거 회상으로 시작되는데, 이야기의 시계가 거꾸로 달려 도착한 시작점은 한 부유한 공장주 부인이 '기묘한 아기'를 출산하는 순간입니다. 손꼽아 기다리던 자식의 상태가 다 죽어가는 노인의 형상, 퇴행성 질환인 관절염과 백내장까지 있는 것을 확인한 친모는 충격으로 사망합니다. 아이의 기괴한 모습과 부인의 사망으로 좌절과 분노에 사로잡힌 친부는 아이를 어느 양로원 앞에 돈 몇 푼과 함께 유기하고 말죠.

작품의 주제가 노화 역행 현상에 대한 과학적인 원인 규명이 아니기에, 이 아기가 80대 노인의 모습으로 태어난 이유는 전혀 알 수 없습니다. '그저 그 상태로 태어났을 뿐'인 것이죠. 우리 모두가 그냥 아기의 형상으로 태어나듯이 말입니다.

어쨌든 버려진 아이는 다행히 상냥한 양모를 만나서 무사히 성장합니다. 그런데 이 아이의 성장은 아주 신비한 방식으로 일어납니다. 노인의 몸으로 태어났기에 시간이 자랄수록 몸이 젊어지는 것이죠.

이 신비한 육체적 역노화를 겪으며, 벤자민은 휠체어와 보조기를 벗어나고 점차 젊음과 활력을 얻습니다. 이 과정에서 첫사랑인 데이지, 피그미족 친구, 멋진 뱃사람 등 다양한 사람들을 만나면서 많은 것을 배우고 익히며 '젊은 어른'이 되어갑니다.

육체적 시간의 방향이 다르고 삶의 추구하는 바가 달랐던 첫사랑 데이지와는 맺어지지 못하다가, 시간이 흘러 두 명이 대략 40대 외모로 나이가 흡사해지는 순간 다시 만나 사랑을 합니다. 그리고 둘 사이에는 사랑스러운 딸 캐롤라인도 태어나죠. 그러나 점점 더 젊다 못해 어려지는 자신의 외모가 아내와 딸에게 부담이 될 것이 걱정된 벤자민은 그들의 곁을 떠납니다. 중간에 자신의 사랑을 엽서 등으로 전하지만, 차마 딸과 아내 앞에 나타나지는 못하죠. 나중에 벤자민의 육체 나이가 20대인 상태일 때 마지막으로 아내인 데이지를 찾아와 사랑을 나누고 헤어집니다.

이후 벤자민의 몸은 어린아이가 되어가지만 정신적으로는 치매가 걸린 상태가 되는데, 이러한 벤자민을 찾아낸 데이지가 그를 거두어 죽을 때까지 보살핍니다. 그리고 노인이 된 데이지의 품에서 갓난아기의 모습이 된 벤자민이 마지막으로 눈을 맞추고 영원히 눈을 감죠.

이 영화의 줄거리는 육체적 시간의 역행이란 점만 제외하면, 한 남자의 인생 이야기를 담담하게 그려내는 일종의 자서전 같은 느낌마저 듭니다. 노인의 형상으로 태어나지 않더라도 부모에게 버려진 채 자라나는 아이들도 있으며, 열심히 살다 보면 사회생활 중에 수많은 사람들은 만나고 또 첫사랑과 이루어지지 못하는 연인들 역시 많습니다. 가정을 이루더라도 여러 사연으로 다 같이 살지 못할 수도 있으며, 노인이 된 뒤에 치매에 걸리거나 노쇠에 의한 질병으로 타인의 간호 속에 지내는 사람들은 셀 수 없이 많은 현실입니다.

벤자민은 그 모든 삶의 모습을 체험했고, 오직 육체의 시간이 남들과는 다른 방향으로 흘렀을 뿐입니다. 물론 '남들과 비슷하게 살아가는 것이 평범한 삶'이라고 보면, 아주 비범한 삶을 살아간 것이기도 하지만 말입니다. 육체의 시간이 역행함으로 인해, 다른 사람들에겐 당연해서 소중하게 여기지 못하고 지나치는 '육체적 청춘의 시기'를 누구보다 잘 보냈을 가능성도 있습니다.

그와 반대로 한창 세상에 대한 호기심으로 가득 차서 뛰어 놀아야 했을 어린 시절을 노화된 육체로 인해 제대로 누리지 못한 아쉬움도 있었겠죠. 그래도 영화의 마지막 부분에 벤자민이 만나온 사람들의 추억들이 역순으로 나오는 것에 감동을 느끼는 이유는 '인생이란 사람들과의 추억으로 완성된다'는 명제를 보여주기 때문인 듯합니다.

벤자민은 조로증, 소아 치매 환자였을지도

어쨌든 이와 같은 벤자민의 인생을 의사의 눈으로 보자면, 살면서 최소한 두 가지 질환으로 오진을 받았겠다는 생각이 떠오릅니다. 만약 벤자민이 21세기에 태어나 의료진과 만날 기회가 더 자주 있었다면, 어린 시절에는 조로증Progeria으로 의심받았을 것이고 나이가 들었을 때는 희귀한 소아 치매 환자Childhood dementia로 오인

되었을 가능성이 높습니다.

이러한 조로증은 허친슨 길포오드 조로증 증후군Hutchinson-Gilford Progeria Syndrome이라고도 하며, 11번 염색체에 위치한 LMNA, 라민 A 유전자의 돌연변이가 생겨서 발생하는 희귀 질환입니다. 이 질환은 1886년에 영국의 의사인 조나단 허치슨에 의해 처음 보고되고, 1897년에 헤이스팅스 길포드라는 또 다른 영국 의사에 의해 증상이 자세히 기술되면서 알려졌습니다. 1,800만 명 중 1명꼴로 발생한다고 알려집니다. 현재까지 전 세계적으로 300~350명 정도의 환자가 있었다고 합니다.[2]

이 질환을 가지고 태어난 환아는 처음에는 정상적인 영유아처럼 보이지만, 9~24개월 사이에 성장 지연을 보이다가 이후에 노화로 인해 나타나는 질환인 죽상경화증, 심장질환, 뇌혈관 질환, 고관절 탈구 등이 발생합니다. 환아들은 동맥벽의 조기 노화Premature aging로 인해 치명적인 심장 질환이 발생하며, 이로 인해 8~21세에 사망하게 되는 경우가 많았습니다. 평균 수명도 13세 정도로 알려져 있습니다.

조로증을 가진 아이들은 피하 지방층의 소실이 일어나 피부가 매우 얇고 건조하고 주름진 상태로 변하며, 이로 인해 흡사 노인처럼 보이는 외모를 지녔습니다.

영화 속 벤자민은 태어났을 때부터 80대 노인의 외모를 지니고

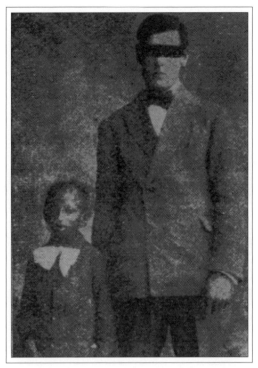

조로증에 걸린 19세 남성(좌)과 같은 나이 정상 성인(우).

있었으므로, 조로증 환자의 전형적인 생후 모습과는 다릅니다. 하지만 7~8세경의 벤자민이 현대의 병원을 방문했다면 처음에는 조로증으로 임상 진단을 받았을지도 모릅니다. 물론 유전자 검사까지 받는다면, 조로증이 아닌 또 다른 질환이 발견되며 의사들 사이에서 열띤 토론이 벌어졌을 수도 있습니다.

벤자민이 청장년기를 무사히 보내고 어린아이의 외모(10대 초중반)로 치매 증상을 보이기 시작했을 무렵에 병원을 방문했다면, 소아 치매일 가능성에 대한 진단과 검사가 시행되었을 것입니다.

소아 치매는 대부분 발병 원인이 유전자 이상과 관계되며, 인지기능이 처음 시작되는 나이에 따라 유아기형(6~24개월), 늦은 유아기형(2~7.5세), 청소년형(4~10세) 그리고 성인형(15~50세)으로 구분됩니다. 의료진들 입장에서는 10대 초반의 외모를 지닌 벤자민이 치매 증상을 보였기에 '청소년형 소아 치매'를 먼저 고려했을 것입니다.

하여 청소년형 소아 치매를 일으킬 수 있는 유전자 이상(CLN3, PPT1, CLN2/TPP1, CLN9, 그리고 ATP13A2)에 대해 우선적으로 검사를 시행했을 것입니다. 물론 소아 치매 증상의 원인을 감별하기 위해 정상적인 발달 과정을 거쳤는지, 다른 가족력은 없는지, 뇌염을 앓거나 머리를 다치지는 않았는지 등 정보가 필요합니다.[3] 그러나 가족이 없는 상태로 발견된 벤자민의 경우에는 그런 정보를 얻기 어려워 진단 과정이 상당히 복잡해지지 않았을까 싶습니다.

또한 유전자 이상에 의한 소아 치매 환자들의 경우, 인지기능 저하뿐만 아니라 운동 기능 이상, 시력 저하 그리고 경련과 같은 증상이 동반됩니다. 다른 이상 증상 없이 인지기능의 저하만을 보인 벤자민의 케이스는 정확한 진단이 쉽지 않을 것입니다. 유전자 검사상 위에 해당하는 이상 소견들이 하나도 보이질 않았겠죠. 의료진들의 고뇌는 깊어졌을 것으로 예상됩니다.

영화의 감동을 줄어들게 만드는 신경과, 소아신경과적인 의견을 말씀드린 것 같아 죄송하지만, 현실 속 의사들이 벤자민을 만난다면 '시간이 거꾸로 가는 신비한 사람'이란 결론보다는 적절한 진단명을 찾기 위해 고군분투했을 것입니다. 이러한 모든 과정이 노화와 신경 퇴행성 질환의 비밀을 풀기 위한 노력이기도 하니까요.

거꾸로 가는 인생 시계를 지닌 벤자민의 삶은 평범한 사람들의 인생 이야기보다는 더욱 흥미롭게 느껴질 수밖에 없습니다. 우리 육체와 정신은 지루할 정도로 다 함께 정방향으로 달려가고 있으니까요. 언젠가는 우리도 '항노화'의 비밀을 찾아내 벤자민처럼 노인의 나이에 육체의 청춘을 다시 즐기는 시대를 맞이할지도 모릅니다. 그러나 현재 우리의 시간을 소중히 여길 줄 모른다면, 그런 시대가 와도 인생의 의미를 찾지 못할 수도 있습니다.

시계 방향으로 흘러가고 있는 우리의 지금 이 순간을 아껴주는 노력이 필요합니다.

각주 및 참고문헌

병원이 자주 공포영화의 무대가 되는 이유
〈곤지암〉

1. 〈국제 생물학 연구 학술지〉에 실린 공포 장면을 시청할 때 정상적인 체온이 변동하는 지 여부를 조사한 연구 결과이다. 체온의 변화는 스트레스 반응이나 자율 신경계의 활동 증가와 같은 생리적 반응에 기인할 수 있다.
출처: Muhammad Imran Qadir, Muhammad Asif. (2019). Does Normal Body Temperature Fluctuate when you are Watching Some Horror Scenes? International Journal of Research Studies in Biosciences (IJRSB) Volume 7, Issue 4, pp. 11-13.

2. Risse, G.B. (1990). Mending bodies, saving souls: a history of hospitals. Oxford University Press. p. 56.

3. Pictet, Jean S., ed. (1960). Geneva convention for The Ameliorat-On of the condition of wounded, sick and shipwrecked members of armed forced at sea.

4. Bowers, Barbara S. (2007). The Medieval Hospital and Medical Practice. Ashgate Publishing Limited. p. 79.

5. Robinson, James O. (1993). "The Royal and Ancient Hospital of St Bartholomew (Founded 1123)". Journal of Medical Biography 1. pp. 23–30.

'운디네의 저주'라고 불리는 병 그리고 사랑
〈헤어질 결심〉

1. Paracelsus. Encyclopedia Britannica. http://www.britannica.com/eb/article?eu=59828

2. De la Motte-fouque FH. (1896). Lawrence and Bullan; Undine: a tale by Friedrich Baron de la Motte-Fouque. Gosse E (trans)

3. Andersen H.C. (1959). Oxford University Press; Fairy tales. Kingsland LW (trans)

4. Giraudoux J. (1954). Random House; Ondine. Valency M (trans)

5. Mawer S. (2009). Other Press Ed.; The Glass room.

6. Zeferino Demartini, Junior, Luana Antunes Maranha Gatto, et al. (2020). Ondine's curse: myth meets reality. Sleep Med X.

7. Severinghaus J.W., Mitchell R.A. (1962). Ondine's curse: failure of respiratory center automaticity while awake. Clin Res. p.122.

8. Tanaka K., Kanamaru H., Morikawa A. (2016). Central hypoventilation syndrome complicated with lateral medullary infarction after endovascular treatment of the vertebral artery dissecting aneurysm: a case report. NMC Case Rep J. 3(4), pp. 133–136.

9. 국제수면장애진단분류 3판(ICSD-3)에서는 불면증 대신 불면장애라고 하며, 3개월 이상 지속될 경우 만성 불면장애라고 한다.

10. 영화 속에서는 미해군 호흡법을 개량한 것이라고 언급되는데, 대체의학자인 앤드류 와일에 의해 개발된 '4-7-8 호흡법' 같은 것이다. 4초간 숨을 들이쉬고, 이후 그 상태로 7초간 숨을 참고, 8초간 천천히 내쉬는 호흡법인데, 이를 3회 반복하면 불안을 줄이고 전반적으로 심신을 이완시켜 수면에 도움을 준다.

11. 오전 시간에 충분한 햇빛을 쬐며 산책할 것을 권유(낮 동안은 세로토닌, 밤에는 멜라토닌이 잘 분비되도록)하는 것이 나와서, 이 부분은 나름 고증에 맞는 부분이라고 볼 수 있다. 극중에서 나오지는 않지만 다양한 인지행동치료(Cognitive Behavioral Therapy, CBT)도 시행하지 않았을까 생각된다. 사는 곳이 안개가 많은 동네라 햇빛 쬐기가 어렵다고 하자 의사가 도파민 처방을 해준다고 했는데, 이건 조금 잘못 말한 부분 같다. 도파민 효현제나 멜라토닌 처방이 아니었을까 싶다.

나치가 저지른 대량학살 사건이 떠오르는 이야기
〈가디언즈 오브 갤럭시 Vol. 3〉

1. Luca Voges and Andreas Kupsch. (2021). Renaming of Hallervorden–Spatz disease: the second man behind the name of the disease. J Neural Transm. 128(11), pp. 1635–1640.
2. Shevell, Michael; Jüergen Peiffer. (2001). "Julius Hallervorden's wartime activities: implications for science under dictatorship". Pediatr Neurol. 25(2), pp. 162–165.
3. Kondziella, D. (2009). "Thirty neurological eponyms associated with the nazi era". European Neurology. 62(1), pp. 56–64.

복숭아 알레르기와 함께 시작되는 핏빛 파멸
〈기생충〉

1. Simona Barni, Davide Caimmi, Fernanda Chiera, et al. (2022). Phenotypes and Endotypes of Peach Allergy: What Is New? Nutrients. 14(5), p. 998.
2. Tuppo L., Alessandri C., Pomponi D., Picone D., Tamburini M., Ferrara R., Petriccione M., Mangone I., Palazzo P., Liso M., et al. (2013). Peamaclein—A new peach allergenic protein: Similarities, differences and misleading features compared to Pru p 3. Clin. Exp. Allergy. 43, pp. 128–140.

상상임신이 불러온 말 못할 비극의 실체
〈올드보이〉

1. O'grady JP, Rosenthal M. (1989). Pseudocyesis: a modern perspective on an old disorder. Obstet Gynecol Surv. 44, pp. 500-511.
2. Marzieh Azizi, Forouzan Elyasi. (2017). Biopsychosocial view to pseudocyesis: A narrative review. Int J Reprod BioMed Vol. 15. No. 9, pp. 535-542.
3. D L Evans, T J Seely. (1984). Pseudocyesis in the male. J Nerv Ment Dis. 172(1), pp. 37-40.
4. American Psychiatric Association (2013) : Diagnostic and Statistical Manual of Mental

Disorders. 5th edition. APA.

5. M K Hendricks-Matthews, D. M. Hoy. (1993). Pseudocyesis in an adolescent incest survivor. J Fam Pract. 36(1), p.97, pp.101-103.

엄마 잃은 아이가 겪는 신비한 애도의 여정
〈그대들은 어떻게 살 것인가〉

1. Sally Paul and Nina Vaswani. (2020). The prevalence of childhood bereavement in Scotland and its relationship with disadvantage: the significance of a public health approach to death, dying and bereavement. Palliat Care Soc Pract.

2. Lucinda Mary King, Andrea Lacey, Jane Hunt. (2022). Bereavement and children's mental health: recognising the effects of early parental loss. Nurs Child Young People. 34(1), pp.22-27.

3. John Bowlby. (1960). Grief and Mourning in Infancy and Early Childhood. Psychoanalytic Study of the Child, 15, pp.9-52

피티아 무녀의 예언은 신탁이었을까 발작이었을까
〈300〉

1. 이곳이 세상의 중심으로 정해진 이유에 대한 전설도 있는데, 제우스가 자신의 독수리 두 마리를 세상의 양끝에서 반대 방향으로 같은 속도와 높이로 날아가도록 했고, 이 두 마리 독수리가 교차하게 된 지점이 바로 델포이 섬이었다고 한다. 그리고 중심을 표시하기 위해 '옴팔로스'라는 이름의 돌을 놔두었고 피톤은 이 돌을 지키는 역할을 한 것이라고도 전해진다. 'Omphalos'라는 단어는 현대에도 'Omphalitis(신생아에게 발생할 수 있는 배꼽 주위 염증)'와 같은 의학용어 속에 남아 있다.
   출처: Voegelin E. (2000). Order and History, Volume 2. University of Missouri Press. p. 31.

2. Interview with John R. Hale on the Delphic Oracle, ABC News, Australia – (Retrieved on 2006-04-20)

3. Lehoux, (2007). The delphic oracle and the ethylene-intoxication hypothesis.

4. Piccardi et al., (2008).

5. Mason, Betsy. (2006). The Prophet of Gases in ScienceNow Daily News 2. 10.

6. J Toxicol Clin Toxicol. (2002). 40(2), pp.189-196.

7. 에틸렌 외에 메탄과 에탄도 검출되었다고 하나, 에틸렌 가스의 환각 효과가 가장 강력했을 것으로 생각된다.
   출처: Broad. (2007). p. 198.

8. Homeric Hymn to Apollo. pp.363 – 369.

9. "Plutarch · On the Failure of Oracles"

조제가 걸을 수 없는 이유는 무엇일까
〈조제, 호랑이 그리고 물고기들〉

1. E Salort-Campana and S Quijano-Roy. (2020). Clinical features of spinal muscular atrophy (SMA) type 3 (Kugelberg-Welander disease). Arch Pediatr. 27(75), pp. 7S23-7S28.

2. A von Gontard, K Zerres, M Backes, C Laufersweiler-Plass, et al. (2002). Intelligence and cognitive function in children and adolescents with spinal muscular atrophy. Neuromuscul Disord. 12(2), pp.130-136.

3. Mariska M. H. P. Janssen, Laura H. C. Peeters & Imelda J. M. de Groot. (2020). Quantitative description of upper extremity function and activity of people with spinal muscular atrophy. Journal of NeuroEngineering and Rehabilitation volume 17, Article number: 126

좀비 바이러스와 광견병 바이러스가 닮은 점
〈새벽의 저주〉

1. Giuseppe Lippi and Gianfranco Cervellin. (2021). Updates on Rabies virus disease: is evolution toward "Zombie virus" a tangible threat? Acta Biomed; 92(1): e2021045.

2. Anthony R. Fooks, Florence Cliquet, Stefan Finke, Conrad Freuling, et al. (2017).

Rabies. Nature Reviews Disease Primers volume 3, Article number: 17091

거인 계승 방식이 프리온병과 닮은 이유
〈진격의 거인〉

1. Imran M., Mahmood S. (2011). An overview of human prion diseases. Virol. J. 8, p.559.
2. Nikol Jankovska, Robert Rusina, Magdalena Bruzova, et al. (2021). Human Prion Disorders: Review of the Current Literature and a Twenty-Year Experience of the National Surveillance Center in the Czech Republic. Diagnostics (Basel). 11(10): p. 1821.
3. Alpers, MP. (2007). "A history of kuru". Papua and New Guinea Medical Journal. 50 (1–2): pp. 10–19.

인간의 존엄성을 파괴하는 알츠하이머병에 대항하여
〈스틸 앨리스〉

1. 이 영화의 원작은 2007년에 출판되었던 동명 소설이며, 이 소설의 작가는 리사 제노바(Lisa Genova)라는 신경과학자(Neuroscientist)이다. 작가가 신경과학에 대한 지식이 있기에 소설을 바탕으로 만들어진 영화 역시 신경과적으로 알츠하이머병을 잘 묘사하고 있다고 생각된다.
2. 실제 환자들이 기억력 저하를 호소하며 신경과 외래를 방문할 때 시행하게 되는 검사로 한국에서는 한국형으로 만들어진 버전(K-MMSE)을 사용한다. 총점 30점인 검사로, 상대적으로 짧은 시간 내에 치매(주로 알츠하이머병)를 선별하는 목적으로 활용되고 있다. 지남력, 기억력, 주의집중력과 계산능력, 언어와 시공간 구성능력을 판별하고자 하는 목적의 질문들로 이루어져 있다.
3. 조발성 가족성 알츠하이머병의 원인 유전자로는 3가지 정도가 잘 알려져 있는데, 베타아밀로이드 생성과 연관되어 있는 PSEN 1 (14번 염색체), PSEN 2 (1번 염색체), APP (21번 염색체)이다. 유전자의 돌연변이가 있을 경우 이른 나이에 알츠하이머병이 발생할 수 있다. 또한, 콜레스테롤과 지질 대사에 관여하는 아포지질단백과 연관된 유전자(19번 염색체)에서, 아포지질단백 E4(APOE4) 형의 대립 유전자를 지닌

경우에 가족성 알츠하이머병이나 만발성 알츠하이머병(65세 이후 발생)의 위험인자로 작용하게 된다(마블의 히어로 영화인 〈토르〉의 주연배우인 크리스 헴스워스에게서 이 유전자 이상이 발견되었다고 알려져 있다).

한센병과 싸운 천년 전 불굴의 영혼
〈킹덤 오브 헤븐〉

1. Rothschild BM, Martin LD, Lev G, et al. (2001). Mycobacterium tuberculosis complex DNA from an extinct bison dated 17,000 years before the present. Clin Infect Dis; 33: pp. 305–311.

2. Carolyn O'Brien and Richard Malik. (2017). History and mysteries of leprosy. Journal of Feline Medicine and Surgery 19, pp. 496–497

3. 한센병의 전염력은 매우 낮은 편이며, 보통은 발병한지 얼마 되지 않은 환자와 접촉할 때 감염될 가능성이 있다. 역사적으로는 보두앵 4세의 조카인 보두앵 5세는 열살이라는 어린 나이에 사망하긴 했으나, 정확한 사인은 알려져 있지 않다.
   출처: Ronnie Henry. (2015). Etymologia: Leprosy. Emerg Infect Dis; 21(12): p.2134.

파킨슨병 치료제가 개발되던 시대의 모습
〈사랑의 기적〉

1. CMAJ. (2021). Encephalitis lethargica: Last century's long haulers? Kenton Kroker; 20;p.193(37)

2. Hoffman, Leslie A.; Vilensky, Joel A. (2017). "Encephalitis lethargica: 100 years after the epidemic". Brain. 140 (8): pp.2246–2251.

3. Haeman, Jang; Boltz, D.; Sturm-Ramirez, K.; Shepherd, K.R.; Jiao, Y.; Webster, R.; Smeyne, Richard J. (2009). "Highly Pathogenic H5N1 Influenza Virus Can Enter the Central Nervous System and Induce Neuroinflammation and Neurodegeneration". Proceedings of the National Academy of Sciences. 106: pp.14063–14068.

4. Ravenholt RT, Foege WH. (1982). 1918 influenza, encephalitis lethargica,

parkinsonism. Lancet. 16;2(8303):pp.860-864

5. Bigman DY, Bobrin BD. (2018). Von Economo's disease and postencephalitic parkinsonism responsive to carbidopa and levodopa. Neuropsychiatr Dis Treat;14:pp.927-931.

6. 가이우스 율리우스 히기누스(라틴어: Gaius Julius Hyginus, 기원전 64년경~기원후 17년), 고대 로마 시대의 라틴어 작가.

후두염을 치료한 빨강머리 앤의 지혜
〈빨강머리 앤〉

1. 이페칵 시럽(Ipecac Syrup)은 예전에는 크룹에서 나타날 수 있는 기침 증상을 완화하기 위해 사용되기도 하였으나, 현재는 특별한 효과가 없다는 것이 밝혀서 크룹 치료에 사용되지 않는다.

2. Yoon Young Jang and Hai Lee Chung. (2021). Pharmacological treatment of the patients with croup. J Korean Med Assoc; 64(7):pp.501-507

온갖 종류의 건강 문제를 지닌 채 살아가는 미래인들
〈매드맥스〉 시리즈

1. Luca Falzone, et al., (2016). Occupational exposure to carcinogens: Benzene, pesticides and fibers. Mol Med Rep; 14(5): pp. 4467–4474.

2. J. V. NEEL, et al., (1953). The Effect of Exposure to the Atomic Bombs on Pregnancy Termination in Hiroshima and Nagasaki: Preliminary Report. Science 6. Vol 118, Issue 3071. pp. 537-541

3. Meredith Yeager et al., (2021). Lack of transgenerational effects of ionizing radiation exposure from the Chernobyl accident. Science. 14;372(6543):pp. 725-729.

4. Author: Scott G Edwards, MD, et al. (2022). Elbow and Above-Elbow Amputations (Medscape), Updated.

5. Jacqueline Finch, (2011). The ancient origins of prosthetic medicine. The Lancet,

Perspective, Volume 377, Issue 9765, pp.548-549.

6. Dehghan O., Mehdi T.S., Rafinejad J., Toutonnchy M., Tiyuri A., Akbarzadeh K.(2020). A new approach to maggot therapy for healing of diabetic foot ulcers. Acta Fac. Med. Naissensis;37(4):pp.387–395.

7. G. sperati, (2009). Amputation of the nose throughout history. Acta Otofhinolaryngolital ;29:pp.44-50

8. David A. Shaye. (2021). The history of nasal reconstruction. Curr Opin Otolaryngol Head Neck Surg. 29(4): pp.259–264.

9. Casandra I. Montoro, et al., (2022). Narcissistic Personality and Its Relationship with Post-Traumatic Symptoms and Emotional Factors: Results of a Mediational Analysis Aimed at Personalizing Mental Health Treatment. Behav Sci (Basel). 12(4): p.91.

10. Victoria M. (2022). Golub and Doodipala Samba Reddy, Post-Traumatic Epilepsy and Comorbidities: Advanced Models, Molecular Mechanisms, Biomarkers, and Novel Therapeutic Interventions. Pharmacol Rev; 74(2): pp.387–438.

중세 시대 기사와 같은 전투기 조종사들에 대해
〈탑건: 매버릭〉

1. 윙맨(Wingman) 또는 윙메이트(Wingmate)는 위험한 비행 임무 중 동료 조종사를 서포트하는 조종사를 의미한다.
2. P E Whitley. (1997). Pilot performance of the anti-G straining maneuver: respiratory demands and breathing system effects. Aviat Space Environ Med.

SF 이야기임과 동시에 현실적 의학 이야기
〈토르: 러브 앤 썬더〉

1. Omnipotent란 '전능'을 의미하여 신들의 도시에 잘 어울리는 이름이기도 하며, 의학에서는 어떠한 조직으로든 분화·발달할 수 있는 잠재력을 지닌 줄기세포를 'Omnipotent cell'이라고 부르기도 한다. 조금 더 의학적인 용어로는 'Totipotent stem

cell(전분화능 줄기세포)'이라고 한다.

2. 이 그리스어에서 파생된 의학 용어가 Necrosis이며 '괴사(세포나 조직이 손상되어 사멸하는 것)'을 의미한다.

질병 그리고 죽음과 끊임없이 싸우는 의사들처럼
〈아이언맨〉

1. 다이달로스는 그리스 신화 속의 가장 위대한 발명가로, 크레타의 미궁을 만든 장본인이기도 하다. 크레타의 미궁 속에는 소의 머리와 인간의 몸을 갖춘 괴물인 미노타우로스가 갇혀 있으며, 그 안에 아테네에서 바친 7인의 청년과 7인의 처녀들을 제물로 넣어 먹이로 삼게 했다. 이러한 아테네의 비극을 끝내기 위해, 아테네의 왕자였던 '테세우스'가 그 미궁에 들어가 미노타우로스와 대결을 벌이게 된다.

노화에 대한 인간의 무한한 상상력
〈벤자민 버튼의 시간은 거꾸로 간다〉

1. Novak, M. (2012). Issues in aging (3rd ed.). Upper Saddle River, NJ: Pearson.

2. Nicole J Ullrich, Leslie B Gordon. (2015). Hutchinson-Gilford progeria syndrome. Handb Clin Neurol. 132:pp.249-264.

3. Jason V Djafar, Alexandra M Johnson, Kristina L Elvidge, Michelle A Farrar. (2023). Childhood Dementia: A Collective Clinical Approach to Advance Therapeutic Development and Care. Pediatr Neurol. 139:pp.76-85.

영화관에서 찾은 의학의 색다른 발견

영화관에 간 의사

초판 1쇄 발행 2024년 9월 17일

지은이 | 유수연
펴낸곳 | 믹스커피
펴낸이 | 오운영
경영총괄 | 박종명
편집 | 김형욱 최윤정 이광민
디자인 | 윤지예 이영재
마케팅 | 문준영 이지은 박미애
디지털콘텐츠 | 안태정
등록번호 | 제2018-000146호(2018년 1월 23일)
주소 | 04091 서울시 마포구 토정로 222 한국출판콘텐츠센터 319호(신수동)
전화 | (02)719-7735   팩스 | (02)719-7736
이메일 | onobooks2018@naver.com   블로그 blog.naver.com/onobooks2018

값 | 18,500원
ISBN 979-11-7043-563-1   03510